新型军事医学人才培养创新教材

医用高等数学学习指导

Guidance for Medical Advanced Mathematics

第 3 版

主　编　徐清华　刘　烁　吴克坚

副主编　王瑞星　张　惠　赵清波

U0391003

第四军医大学出版社·西安

图书在版编目（CIP）数据

医用高等数学学习指导 / 徐清华，刘烁，吴克坚主编 . —3 版 . —西安：第四军医大学出版社，2023.4
ISBN 978 - 7 - 5662 - 0981 - 8

Ⅰ.①医⋯　Ⅱ.①徐⋯　②刘⋯　③吴⋯　Ⅲ.①医用数学-医学院校-教学参考资料　Ⅳ.①R311

中国国家版本馆 CIP 数据核字（2023）第 068525 号

YIYONG GAODENG SHUXUE XUEXI ZHIDAO
医用高等数学学习指导

出版人：朱德强　　　责任编辑：张志成

出版发行：第四军医大学出版社
地址：西安市长乐西路 17 号　邮编：710032
电话：029－84776765　　传真：029－84776764
网址：https：//www. fmmu. edu. cn/press/

制版：西安聚创图文设计有限责任公司
印刷：空军军医大学印刷厂
版次：2009 年 9 月第 1 版
　　　2023 年 4 月第 3 版　　2023 年 4 月第 3 版第 1 次印刷
开本：787×1092　1/16　　印张：9　　字数：150 千字
书号：ISBN 978 - 7 - 5662 - 0981 - 8
定价：36.00 元

前　言

　　第四军医大学出版社出版的《医用高等数学》(第 4 版)是供高等院校医学相关专业使用的高等数学教材.为了指导学生更好地学习高等数学知识,我们编写了与之配套的学习指导书——《医用高等数学学习指导》(第 3 版).本学习指导按照教材的章节顺序分为六章,每章由五部分组成:

　　1.知识框架图　以结构图的形式梳理每章知识点,理清各知识点之间的关系.

　　2.知识目标　概括地阐明每章需要掌握、理解、了解的内容.

　　3.疑难解析　针对学习中较难理解和容易产生疑问的内容,以问答的形式帮助学生释疑解难并加深理解.

　　4.典型例题　对典型例题加以剖析,分析其知识点,给出解题要点,并用点评的形式给出需要注意的问题,帮助学生更好地掌握解题方法及解题技巧.

　　5.教材习题全解　对教材中的习题,给出详细的解答,供学生课后学习参考.

　　书末还配有两套自测题,可供学生自测练习,检验学习效果.

　　本书在编写和出版过程中得到了空军军医大学教务处以及出版社的大力支持和帮助,在此表示衷心的感谢!

　　本书在编写过程中,参考了同类书籍,在此深表感谢!

　　限于我们的水平,书中难免有疏漏和不妥之处,恳请使用本书的师生不吝赐教,多提宝贵意见.

编　者

目　录

第一章　函数与极限

一、知识框架图

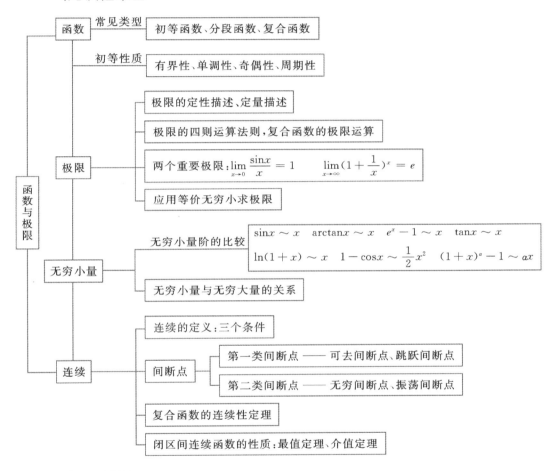

二、知识目标

1.函数的概念及其表示法　理解函数的概念;能建立简单实际问题的函数关系;会求函数的定义域.

2.函数的有界性、单调性、周期性及奇偶性　理解有界性的概念;会分析函数的特性及相应曲线的特点.

3.基本初等函数、复合函数、初等函数、分段函数　掌握基本初等函数的性质及图形;掌握复合函数的构成及分解;理解初等函数的构成;理解分段函数的定义.

4.极限的定义　理解极限的定性描述；了解极限的定量描述；理解函数在某点处的极限与左、右极限的关系；会讨论分段函数的极限.

5.无穷小　掌握无穷小量的概念和性质；掌握无穷小阶的比较；理解无穷大量与无穷小量的关系；掌握几个常用等价无穷小.

6.极限的运算　熟练掌握极限的四则运算；熟练利用两个重要极限及常用等价无穷小计算函数的极限.

7.函数的连续　掌握连续的概念；理解函数的连续与左、右连续的关系；掌握初等函数的连续性及运算；能判断函数的间断点并说明间断点所属类型；了解闭区间上连续函数的性质.

三、疑难解析

1.实际问题中函数关系如何表示？

答　一般的变量之间的函数关系我们可以用解析的方法表示出来，如 $y=f(x)$.但在实际问题中，我们观测到的或者实验得到的仅是一些离散的数据，这时我们往往需要用表格法、图像法将两个变量之间的函数关系表示出来，如体重与身高的关系.

在许多实际问题中，常常需要根据两个变量的实验数据，采用最小二乘法得到这两个变量的近似解析表达式.

2.无穷小量有什么重要性？

答　无穷小量在理论证明及求极限过程中都有十分重要的作用.其实质是一个以零为极限的变量(函数)，这里要注意两个问题：

(1) $\lim f(x)=A \Leftrightarrow f(x)=A+\alpha$ ，其中 α 是无穷小.

此式往往用于某些理论证明，把极限问题转化为含有无穷小的等式，便于进行代数运算.

(2)几个常用的等价无穷小，当 $x \to 0$ 时，

$$\sin x \sim x, \qquad \tan x \sim x, \qquad \arcsin x \sim x, \qquad \arctan x \sim x,$$

$$\ln(1+x) \sim x, \quad e^x - 1 \sim x, \qquad 1-\cos x \sim \frac{1}{2}x^2, \qquad \sqrt[n]{1+x}-1 \sim \frac{1}{n}x.$$

利用等价无穷小替换求极限，往往适用于求极限的函数中的乘积因子，如果函数中出现加减时，则设法把它们转化为乘除形式.有关问题可参考典型例题例1.9.

3.如何理解和计算两个重要极限？

答　第一个重要极限 $\lim\limits_{x \to 0} \dfrac{\sin x}{x}=1$ 可以理解为，如果在 x 的某个变化过程中，$\lim u(x)=0$ 且 $u(x) \neq 0$ ，则有 $\lim \dfrac{\sin u(x)}{u(x)}=1$.

第二个重要极限 $\lim\limits_{x \to \infty}\left(1+\dfrac{1}{x}\right)^x=e$ 可以改写成 $\lim\limits_{\alpha \to 0}(1+\alpha)^{\frac{1}{\alpha}}=e$ ，

此时可以简化计算,如:

$$\lim_{x \to \infty} \left(1 + \frac{k}{x}\right)^x = \lim_{\alpha \to 0} \left(1 + \alpha\right)^{\frac{1}{\alpha} \cdot k} = e^k,$$

$$\lim_{x \to \infty} \left(1 - \frac{2}{x}\right)^{3x} = \lim_{\alpha \to 0} \left(1 + \alpha\right)^{-\frac{6}{\alpha}} = e^{-6},$$

$$\lim_{x \to 0} \left(1 + 2x\right)^{\frac{1}{x}} = \lim_{\alpha \to 0} \left(1 + \alpha\right)^{\frac{2}{\alpha}} = e^2.$$

第二个重要极限也可以理解为,如果在 x 的某个变化过程中, $\lim u(x) = 0$ 且 $u(x) \neq 0$,则有 $\lim \left[1 + u(x)\right]^{\frac{1}{u(x)}} = e$.

4. 为什么说初等函数是在定义区间上连续,而不是在定义域内连续?

答　在函数 $y = f(x)$ 中,定义域是指使得等式成立的所有 x 的全体.这里面包含一些孤立点.而定义区间则是去掉孤立点后的区间.所以初等函数只是在定义区间上连续,在定义域内不一定连续.

5. 函数在 $x = x_0$ 处有定义、存在极限、连续三个概念之间有什么关系?

答　(1)函数 $f(x)$ 在 $x = x_0$ 处有定义,不一定在该点存在极限,更不一定连续.如:

$$f(x) = \begin{cases} 1, & x \geqslant 0 \\ -1, & x < 0 \end{cases},$$

在 $x = 0$ 处, $f(x)$ 有定义,但在该点处极限不存在,也不连续.

(2)函数 $f(x)$ 在 $x = x_0$ 处存在极限,在 $x = x_0$ 处不一定有定义,也不一定连续.如:

$$f(x) = \frac{\sin x}{x},$$

在 $x = 0$ 处, $f(x)$ 无定义,但该点处极限存在, $f(x)$ 在 $x = 0$ 处不连续.

(3)函数 $f(x)$ 在 $x = x_0$ 处连续时, $f(x)$ 在 $x = x_0$ 处有定义且极限存在.

6. 若函数 $f(x)$ 在点 x_0 处不连续,能断言 $\lim_{x \to x_0} f(x)$ 不存在吗?

答　不能.

例如: $f(x) = \begin{cases} x^2, & x \neq 0 \\ 2, & x = 0 \end{cases}$,显然 $f(x)$ 在点 $x = 0$ 处不连续,但 $\lim_{x \to 0} f(x) = 0$.

7. 分段函数的分界点是否一定是间断点?

答　不一定.

例如: $f(x) = |x| = \begin{cases} x, & x \geqslant 0 \\ -x, & x < 0 \end{cases}$ 是一个分段函数,但 $f(x)$ 在 $(-\infty, +\infty)$ 内均连续.

8. 若函数 $f(x)$ 在点 x_0 处连续, $g(x)$ 在点 x_0 处不连续,能否断定 $f(x) + g(x)$ 在点 x_0 处不连续? 若 $f(x)$, $g(x)$ 在点 x_0 处都不连续,能否断定 $f(x) + g(x)$ 在点 x_0 处不连续?

答　若函数 $f(x)$ 在点 x_0 处连续, $g(x)$ 在点 x_0 处不连续,可以断定 $f(x) + g(x)$ 在

点 x_0 必不连续. 因为若 $f(x) + g(x)$ 在点 x_0 处连续,则

$$\lim_{x \to x_0} g(x) = \lim_{x \to x_0} \{[f(x) + g(x)] - f(x)\} = [f(x_0) + g(x_0)] - f(x_0) = g(x_0)$$

成立,说明 $g(x)$ 在点 x_0 处连续,与题设 $g(x)$ 在点 x_0 不连续矛盾,故 $f(x) + g(x)$ 在点 x_0 必不连续.

若 $f(x)$,$g(x)$ 在点 x_0 处都不连续,则不能断定 $f(x) + g(x)$ 在点 x_0 处不连续.

例如:函数 $f(x) = 1 + \dfrac{1}{x}$,$g(x) = 1 - \dfrac{1}{x}$ 在 $x = 0$ 处无意义,即在该点不连续,但

$$f(x) + g(x) = \left(1 + \frac{1}{x}\right) + \left(1 - \frac{1}{x}\right) = 2 \text{ 在 } x = 0 \text{ 处连续.}$$

四、典型例题

例 1.1 将下列复合函数分解成基本初等函数或基本初等函数的和、差、积、商.

(1) $\sin\left(\dfrac{3x-2}{5x+2}\right)$; (2) $e^{\cos\sqrt{x}}$.

解 (1) $y = \sin u$,$u = \dfrac{3x-2}{5x+2}$.

(2) $y = e^u$,$u = \cos v$,$v = \sqrt{x}$.

> **知识点**:复合函数的构成.
>
> **要点**:弄清复合的过程.
>
> **点评**:复合函数的分解只需要分解到基本初等函数的和、差、积、商即可.

例 1.2 分析 $y = \arcsin[\ln(x+1)]$ 的复合结构并求其定义域.

解 $y = \arcsin[\ln(x+1)]$ 是由 $y = \arcsin u$,$u = \ln v$,$v = x+1$ 复合而成的.

$$\begin{cases} -1 \leqslant \ln(x+1) \leqslant 1 \\ x+1 > 0 \end{cases} \Rightarrow \begin{cases} \dfrac{1}{e} - 1 \leqslant x \leqslant e-1 \\ x > -1 \end{cases},$$

则定义域为 $\left[\dfrac{1}{e} - 1, e-1\right]$.

> **知识点**:复合函数的定义域.
>
> **要点**:使得解析表达式成立的自变量的变化范围.

例 1.3 火车站行李收费规定如下:20 千克以下不计费,20~50 千克每千克收费 0.20 元,超出 50 千克部分的每千克 0.30 元,试建立行李收费 $f(x)$ 与行李重量 x 之间的函数关系.

解 根据题意有

$$f(x) = \begin{cases} 0, & x < 20 \\ 0.2x, & 20 \leqslant x \leqslant 50 \\ 10 + 0.3(x-50), & x > 50 \end{cases}.$$

> **知识点**:简单实际问题函数关系的建立.
>
> **要点**:分段函数.

例 1.4　计算下列极限.

(1) $\lim\limits_{x\to 2}\dfrac{x^2+5}{x-3}$ ；　　(2) $\lim\limits_{x\to 1}\dfrac{x^3-1}{x^2-1}$ ；　　(3) $\lim\limits_{x\to 4}\dfrac{x^2-6x+8}{x^2-5x+4}$.

解　(1) $\lim\limits_{x\to 2}\dfrac{x^2+5}{x-3}=\dfrac{4+5}{2-3}=-9$.

(2) $\lim\limits_{x\to 1}\dfrac{x^3-1}{x^2-1}=\lim\limits_{x\to 1}\dfrac{(x-1)(x^2+x+1)}{(x+1)(x-1)}$

$\qquad =\lim\limits_{x\to 1}\dfrac{(x^2+x+1)}{(x+1)}=\dfrac{3}{2}$.

(3) $\lim\limits_{x\to 4}\dfrac{x^2-6x+8}{x^2-5x+4}=\lim\limits_{x\to 4}\dfrac{(x-4)(x-2)}{(x-4)(x-1)}$

$\qquad =\lim\limits_{x\to 4}\dfrac{x-2}{x-1}=\dfrac{2}{3}$.

知识点:极限的四则运算.

要点:进行适当的化简,去掉分母的零因子.

点评:分子分母极限为零时,不能直接使用四则运算,应先去掉零因子.

例 1.5　计算下列极限.

(1) $\lim\limits_{x\to\infty}\dfrac{4x-1}{x^2+1}$ ；　　(2) $\lim\limits_{x\to\infty}\dfrac{5x^2-3}{2x^2+x+1}$.

解　(1) $\lim\limits_{x\to\infty}\dfrac{4x-1}{x^2+1}=\lim\limits_{x\to\infty}\dfrac{\dfrac{4}{x}-\dfrac{1}{x^2}}{1+\dfrac{1}{x^2}}=0$ ；

(2) $\lim\limits_{x\to\infty}\dfrac{5x^2-3}{2x^2+x+1}=\lim\limits_{x\to\infty}\dfrac{5-\dfrac{3}{x^2}}{2+\dfrac{1}{x}+\dfrac{1}{x^2}}=\dfrac{5}{2}$.

知识点:极限的四则运算.

要点:分子分母同除以分子分母的最高次幂.

例 1.6　已知 $\lim\limits_{x\to 1}\dfrac{x^2+ax+b}{x-1}=3$,求 a,b .

解　由已知条件得, $\dfrac{x^2+ax+b}{x-1}=3+\alpha$, $\lim\limits_{x\to 1}\alpha=0$,则

$$x^2+ax+b=(3+\alpha)\cdot(x-1) ,$$

两边求极限 $\lim\limits_{x\to 1}(x^2+ax+b)=\lim\limits_{x\to 1}(3+\alpha)\cdot(x-1)$,

故 $\qquad\qquad 1+a+b=0 ,$

所以 $\qquad\qquad b=-a-1 .$

将 $b=-a-1$ 代入原极限,于是

$\lim\limits_{x\to 1}\dfrac{x^2+ax+b}{x-1}=\lim\limits_{x\to 1}\dfrac{x^2+ax-a-1}{x-1}=\lim\limits_{x\to 1}\dfrac{(x-1)(x+a+1)}{x-1}$

$\qquad =\lim\limits_{x\to 1}(x+a+1)=a+2=3 ,$

所以 $\qquad\qquad a=1,b=-2 .$

注:本题也可以看作分子分母是同阶无穷小,则由 $\lim\limits_{x\to 1}(x-1)=0$,

知识点:无穷小的性质.

要点:利用无穷小的性质去掉极限号.

有 $\lim\limits_{x \to 1}(x^2 + ax + b) = 0$，从而得到 $1 + a + b = 0$. 一般地，已知

$\lim \dfrac{f(x)}{g(x)} = A$，若 $g(x) \to 0$，则 $f(x) \to 0$；同理，若 $f(x) \to 0$，

$A \neq 0$，则 $g(x) \to 0$.

例 1.7 计算下列极限.

(1) $\lim\limits_{x \to 0} \dfrac{x\ln(1+x)}{e^x - 1}$； (2) $\lim\limits_{x \to 0} \dfrac{\sqrt[3]{1+x} - 1}{x}$.

解 (1)当 $x \to 0$ 时，$\ln(1+x) \sim x$，$e^x - 1 \sim x$，

$$\lim\limits_{x \to 0} \dfrac{x\ln(1+x)}{e^x - 1} = \lim\limits_{x \to 0} \dfrac{x^2}{x} = 0.$$

(2)当 $x \to 0$ 时，$\sqrt[3]{1+x} - 1 \sim \dfrac{1}{3}x$，

$$\lim\limits_{x \to 0} \dfrac{\sqrt[3]{1+x} - 1}{x} = \lim\limits_{x \to 0} \dfrac{\dfrac{1}{3}x}{x} = \dfrac{1}{3}.$$

例 1.8 求 $\lim\limits_{x \to 0}(1 + \tan^2 x)^{\frac{1}{1-\cos x}}$.

解 $\lim\limits_{x \to 0}(1 + \tan^2 x)^{\frac{1}{1-\cos x}} = \lim\limits_{x \to 0}\left[(1 + \tan^2 x)^{\frac{1}{\tan^2 x}}\right]^{\frac{\tan^2 x}{1-\cos x}}$，

当 $x \to 0$ 时，$\tan x \sim x$，$1 - \cos x \sim \dfrac{1}{2}x^2$，

$$\lim\limits_{x \to 0} \dfrac{\tan^2 x}{1 - \cos x} = \lim\limits_{x \to 0} \dfrac{x^2}{\dfrac{1}{2}x^2} = 2,$$

又由 $\lim\limits_{x \to 0}(1 + \tan^2 x)^{\frac{1}{\tan^2 x}} = e$，则 $\lim\limits_{x \to 0}(1 + \tan^2 x)^{\frac{1}{1-\cos x}} = e^2$.

例 1.9 求 $\lim\limits_{x \to 0} \dfrac{\tan x - \sin x}{x^3}$.

解 $\lim\limits_{x \to 0} \dfrac{\tan x - \sin x}{x^3} = \lim\limits_{x \to 0} \dfrac{\sin x(1 - \cos x)}{x^3 \cos x}$

$$= \lim\limits_{x \to 0} \dfrac{\sin x}{x} \cdot \lim\limits_{x \to 0} \dfrac{1 - \cos x}{x^2} \cdot \lim\limits_{x \to 0} \dfrac{1}{\cos x}$$

$$= 1 \cdot \lim\limits_{x \to 0} \dfrac{\dfrac{1}{2}x^2}{x^2} \cdot 1 = \dfrac{1}{2}.$$

例 1.10 计算极限 $\lim\limits_{x \to +\infty}(\sin\sqrt{1+x} - \sin\sqrt{x})$.

解 利用和差化积公式 $\sin\alpha - \sin\beta = 2\sin\dfrac{\alpha - \beta}{2} \cdot \cos\dfrac{\alpha + \beta}{2}$ 有

知识点： 等价无穷小.

要点： 当 $x \to 0$ 时，$\ln(1+x) \sim x$，$e^x - 1 \sim x$，$\sqrt[n]{1+x} - 1 \sim \dfrac{1}{n}x$.

点评： 求极限时，若有等价无穷小，应先利用等价无穷小替换来简化计算.

知识点： 两个重要极限，等价无穷小替换.

要点： 极限 $\lim\limits_{x \to \infty}\left(1 + \dfrac{1}{x}\right)^x$ 可以写成 $\lim\limits_{\alpha \to 0}(1 + \alpha)^{\frac{1}{\alpha}}$ 的形式.

知识点： 两个重要极限，等价无穷小替换.

要点： $\lim\limits_{x \to 0} \dfrac{\sin x}{x} = 1$，$1 - \cos x \sim \dfrac{1}{2}x^2 (x \to 0)$.

点评： 利用等价无穷小替换求极限时，一般只适用于乘积因子，如果函数中出现加减时，则设法把它们转化为乘除形式.

知识点： 无穷小的性质.

$$\lim_{x\to+\infty}(\sin\sqrt{1+x}-\sin\sqrt{x})$$

$$=\lim_{x\to+\infty}2\sin\frac{\sqrt{1+x}-\sqrt{x}}{2}\cdot\cos\frac{\sqrt{1+x}+\sqrt{x}}{2}$$

$$=2\lim_{x\to+\infty}\sin\frac{1}{2(\sqrt{1+x}+\sqrt{x})}\cdot\cos\frac{\sqrt{1+x}+\sqrt{x}}{2},$$

由于 $\lim\limits_{x\to+\infty}\sin\dfrac{1}{2(\sqrt{1+x}+\sqrt{x})}=0$,且

$\left|\cos\dfrac{\sqrt{1+x}+\sqrt{x}}{2}\right|\leqslant 1$ 是有界变量,

故 $\lim\limits_{x\to+\infty}(\sin\sqrt{1+x}-\sin\sqrt{x})=0$.

例 1.11 指出下列函数的间断点,并说明间断点所属类型.

(1) $f(x)=\dfrac{x-1}{x^2+x-2}$.

解 因为 $f(x)$ 是初等函数,其定义域为 $(-\infty,-2)\bigcup(-2,1)\bigcup(1,+\infty)$,所以函数 $f(x)$ 在上述三个定义区间内连续.当 $x=-2$ 或 $x=1$ 时,函数 $f(x)$ 无定义,所以 $f(x)$ 的间断点为 $x=-2$ 和 $x=1$.

由 $\lim\limits_{x\to-2}\dfrac{x-1}{x^2+x-2}=\lim\limits_{x\to-2}\dfrac{1}{x+2}=\infty$ 得 $x=-2$ 是无穷间断点.

由 $\lim\limits_{x\to1}\dfrac{x-1}{x^2+x-2}=\lim\limits_{x\to1}\dfrac{1}{x+2}=\dfrac{1}{3}$ 得 $x=1$ 是可去间断点.

(2) $f(x)=\begin{cases}x-1, & x\leqslant1 \\ 3-x, & x>1\end{cases}$

解 显然,函数 $f(x)$ 在 $(-\infty,1)\bigcup(1,+\infty)$ 内连续,考察函数 $f(x)$ 在分段点 $x=1$ 处的连续性.

因为 $\lim\limits_{x\to1^-}f(x)=\lim\limits_{x\to1^-}(x-1)=0$,

$\lim\limits_{x\to1^+}f(x)=\lim\limits_{x\to1^+}(3-x)=2$,

所以, $x=1$ 是函数 $f(x)$ 的跳跃间断点.

(3) $f(x)=\dfrac{\ln x}{x^2-3x+2}$.

解 由 $\ln x$ 的定义域知 $x>0$.又由 $x^2-3x+2=0$ 得 $x_1=1$, $x_2=2$,因此 $f(x)$ 的定义域为 $(0,1)\bigcup(1,2)\bigcup(2,+\infty)$,函数 $f(x)$ 在上述三个区间内连续, $f(x)$ 的间断点为 $x=0$, $x=1$, $x=2$.

要点: 有界变量与无穷小的乘积仍是无穷小.

知识点: 函数的间断点及分类.

要点: 考察无定义的点、分母为零的点、区间的分段点,分别讨论极限和左右极限.

点评: 第(3)题求极限 $\lim\limits_{x\to1}\dfrac{\ln x}{x^2-3x+2}$ 时,也可以采用洛必达法则,

$$\lim_{x\to1}\frac{\ln x}{x^2-3x+2}$$

$$=\lim_{x\to1}\frac{\frac{1}{x}}{2x-3}$$

$$=-1.$$

由 $\lim\limits_{x\to 0}\ln x=-\infty$, $\lim\limits_{x\to 0}(x^2-3x+2)=2$,得 $\lim\limits_{x\to 0}f(x)=-\infty$,

因此 $x=0$ 是无穷间断点.

由 $\lim\limits_{x\to 2}f(x)=\infty$,得 $x=2$ 是无穷间断点.

下面考察间断点 $x=1$.

当 $x\to 1$ 时, $x-1\to 0$,则 $\ln x=\ln(x-1+1)\sim x-1$,

于是 $\lim\limits_{x\to 1}f(x)=\lim\limits_{x\to 1}\dfrac{\ln x}{x^2-3x+2}=\lim\limits_{x\to 1}\dfrac{x-1}{x^2-3x+2}$

$\qquad\qquad =\lim\limits_{x\to 1}\dfrac{x-1}{(x-1)^2-(x-1)}$

$\qquad\qquad =\lim\limits_{x\to 1}\dfrac{1}{(x-1)-1}=-1$,

所以 $x=1$ 是可去间断点.

例 1.12 试证方程 $x^3-4x^2+1=0$ 在区间 $(0,1)$ 内至少有一个根.

证明 令 $f(x)=x^3-4x^2+1$,则 $f(x)$ 在闭区间 $[0,1]$ 上连续,又因为

$$f(0)=1>0, f(1)=-2<0,$$

根据零点定理,在 $(0,1)$ 内至少有一点 ξ ,使得 $f(\xi)=0$.

即 $\qquad\qquad \xi^3-4\xi^2+1=0, \qquad 0<\xi<1,$

这说明方程 $x^3-4x^2+1=0$ 在区间 $(0,1)$ 内至少有一个根.

知识点: 闭区间上连续函数的性质.

要点: 构造函数,应用闭区间上连续函数的性质及定理.

五、教材习题全解

习题 1—1

1. 用区间表示下列不等式

(1) $2\leqslant x<6$; (2) $x<-1$; (3) $x\geqslant 0$; (4) $|x-4|\leqslant 4$.

解 (1) $[2,6)$;

(2) $(-\infty,-1)$;

(3) $[0,+\infty)$;

(4)由 $-4\leqslant x-4\leqslant 4$ 得 $-4+4\leqslant x\leqslant 4+4$,即 $0\leqslant x\leqslant 8$,用区间表示为 $[0,8]$.

2. 求下列函数的定义域

(1) $y=\dfrac{1}{x-1}$; (2) $y=\dfrac{1}{\sqrt{4-x^2}}+\arcsin(\dfrac{x}{2}-1)$;

(3) $y = \tan(x+1)$；   (4) $y = \dfrac{1}{1-x^2} + \sqrt{x+2}$；

(5) $y = (\arcsin\dfrac{x-1}{5}) + \sqrt{25-x^2}$；   (6) $y = \arcsin[\lg\dfrac{x-1}{x-10}]$.

解　函数的定义域就是使函数的解析表达式有意义的一切实数所构成的数集.

(1)由 $x-1 \neq 0$，得 $x \neq 1$，用区间表示为 $(-\infty,1) \cup (1,+\infty)$.

(2)由 $4-x^2 > 0$，得 $x^2 < 4$，即 $-2 < x < 2$，

又由 $\left|\dfrac{x}{2}-1\right| \leqslant 1$，得 $-1 \leqslant \dfrac{x}{2}-1 \leqslant 1$，即 $0 \leqslant x \leqslant 4$，

因此函数的定义域为 $\{x \mid 0 \leqslant x < 2\}$，用区间表示为 $[0,2)$.

(3)由 $x+1 \neq k\pi + \dfrac{\pi}{2}(k=0,\pm1,\pm2,\cdots)$，得 $x \neq k\pi + \dfrac{\pi}{2} - 1(k=0,\pm1,\pm2,\cdots)$.

(4)由 $1-x^2 \neq 0$，得 $x \neq \pm 1$，又由 $x+2 \geqslant 0$，得 $x \geqslant -2$，

因此函数的定义域为 $[-2,-1) \cup (-1,1) \cup (1,+\infty)$.

(5)由 $\left|\dfrac{x-1}{5}\right| \leqslant 1$，得 $-4 \leqslant x \leqslant 6$，又由 $25-x^2 \geqslant 0$，得 $-5 \leqslant x \leqslant 5$，

因此函数的定义域为 $[-4,5]$.

(6)这是个复合函数，先把函数分解为

$$y = \arcsin u，\ u = \lg v，\ v = \dfrac{x-1}{x-10}，$$

由函数 $y = \arcsin u$ 有意义得 $-1 \leqslant u \leqslant 1$，即 $-1 \leqslant \lg v \leqslant 1$，得 $0.1 \leqslant v \leqslant 10$，也就是 $0.1 \leqslant \dfrac{x-1}{x-10} \leqslant 10$，可得 $x \geqslant 11$，$x \leqslant 0$，用区间表示为 $(-\infty,0] \cup [11,+\infty)$.

3.设 $\varphi(x) = \begin{cases} |\sin x|，& |x| < \dfrac{\pi}{3} \\ 0，& |x| \geqslant \dfrac{\pi}{3} \end{cases}$，求 $\varphi(\dfrac{\pi}{6})$，$\varphi(-2)$，并做出 $y = \varphi(x)$ 的图形.

解　$\varphi(\dfrac{\pi}{6}) = \left|\sin\dfrac{\pi}{6}\right| = \dfrac{1}{2}$，$\varphi(-2) = 0$，函数 $y = \varphi(x)$ 的图形略.

4.下列函数是不是复合函数？如果是，将其分解成基本初等函数或基本初等函数的和、差、积、商.

(1) $y = e^{x^2+1}$；   (2) $y = \sqrt{\sin^3(x+2)}$；

(3) $y = \ln\sqrt{\dfrac{x+1}{1-x}}$；   (4) $y = \cos\ln\sqrt[3]{3x^2+2}$；

(5) $y = e^{\arcsin 3x}$；   (6) $y = \lg[\tan(x^2+\arcsin x)]$.

解 （1）是复合函数，$y = e^u$，$u = x^2 + 1$；

（2）是复合函数，$y = \sqrt{u}$，$u = v^3$，$v = \sin w$，$w = x + 2$；

（3）是复合函数，$y = \ln u$，$u = \sqrt{v}$，$v = \dfrac{x+1}{1-x}$；

（4）是复合函数，$y = \cos u$，$u = \ln v$，$v = \sqrt[3]{w}$，$w = 3x^2 + 2$；

（5）是复合函数，$y = e^u$，$u = \arcsin v$，$v = 3x$；

（6）是复合函数，$y = \lg u$，$u = \tan v$，$v = x^2 + \arcsin x$．

5. 某药物的每天剂量 y（单位：g）与使用者的年龄 x（岁数）之间有关系：

$$y = \begin{cases} 0.125x, & 0 < x < 16 \\ 2, & x \geqslant 16 \end{cases}$$，求 3 岁、10 岁、19 岁患者每天所用药量．

解 $y(3) = 0.125 \times 3 = 0.375\text{g}$，

$y(10) = 0.125 \times 10 = 1.25\text{g}$，

$y(19) = 2\text{g}$．

习题 1-2

1. 填空题

（1）$f(x)$ 当 $x \to x_0$ 时的左极限 $f(x_0^-)$ 及右极限 $f(x_0^+)$ 都存在且相等是 $\lim\limits_{x \to x_0} f(x)$ 存在的_____条件．

（2）已知当 $x \to 0$ 时，$(1 + ax^2)^{\frac{1}{3}} - 1$ 与 $\cos x - 1$ 是等价无穷小，则常数 $a =$ _____．

（3）当 $x \to x_0$ 时，$f(x)$ 是比 $g(x)$ 高阶的无穷小，则当 $x \to x_0$ 时，无穷小 $f(x) + g(x)$ 与无穷小 $g(x)$ 的关系是_____．

解 （1）充分必要

（2）由等价无穷小：$\sqrt[n]{1+x} - 1 \sim \dfrac{1}{n}x$，$1 - \cos x \sim \dfrac{1}{2}x^2$，得

$$(1 + ax^2)^{\frac{1}{3}} - 1 \sim \frac{1}{3}ax^2，\cos x - 1 \sim -\frac{1}{2}x^2，$$

则 $$\lim_{x \to 0} \frac{(1 + ax^2)^{\frac{1}{3}} - 1}{\cos x - 1} \xlongequal{\text{等价代换}} \lim_{x \to 0} \frac{\frac{1}{3}ax^2}{-\frac{1}{2}x^2} = -\frac{2}{3}a = 1，$$

故 $a = -\dfrac{3}{2}$．

（3）由已知条件有 $$\lim_{x \to x_0} \frac{f(x)}{g(x)} = 0，$$

所以
$$\lim_{x \to x_0} \frac{f(x) + g(x)}{g(x)} = \lim_{x \to x_0} \left[1 + \frac{f(x)}{g(x)} \right] = 1,$$

因此，$f(x) + g(x)$ 与 $g(x)$ 是等价无穷小关系.

2. 选择题

(1) 当 $x \to x_0$ 时，若函数 $f(x)$ 有极限，$g(x)$ 无极限，则当 $x \to x_0$ 时，函数 $f(x)g(x)$（　　）.

A. 必有极限　　　　　　　　　　B. 可能有极限，也可能无极限

C. 必无极限　　　　　　　　　　D. 有极限则极限必为零

(2) 无穷小量就是（　　）.

A. 比任何数都小的量　　　　　　B. 零

C. 以零为极限的函数　　　　　　D. 以上三种情况都不是

(3) 设 $f(x) = \begin{cases} x^2, & x < 1 \\ x+1, & x \geqslant 1 \end{cases}$，则函数 $f(x)$ 当 $x \to 1$ 时的极限值是（　　）.

A. 1　　　　　　　B. 2　　　　　　　C. 0　　　　　　　D. 不存在

(4) 设 $x \to 0$ 时，$e^{\cos x^2 - 1} - 1$ 与 x^n 是同阶无穷小，则 n 为（　　）.

A. 5　　　　　　　B. 4　　　　　　　C. $\frac{5}{2}$　　　　　　　D. 2

(5) 设 $x \to 0$ 时，$e^{x^2} - ax^2 - bx - 1$ 是比 x^2 高阶的无穷小，其中 a, b 是常数，则（　　）.

A. $a = 1, b = 2$　　　　　　　　B. $a = 1, b = 0$

C. $a = 2, b = 0$　　　　　　　　D. $a = b = 1$

解　(1) 举例说明：

若 $f(x) = x, g(x) = \sin \frac{1}{x}$，则当 $x \to 0$ 时，$f(x) \to 0$，$g(x)$ 极限不存在，

而 $\lim_{x \to 0} f(x)g(x) = 0$ 极限存在；

若 $f(x) = x, g(x) = \frac{1}{x^2}$，则当 $x \to 0$ 时，$f(x) \to 0$，$g(x)$ 极限不存在，

而 $\lim_{x \to 0} f(x)g(x) = \lim_{x \to 0} \frac{1}{x}$ 极限不存在，故选 B.

(2) 无穷小量是变量，是以零为极限的函数，故选 C.

(3) $\lim_{x \to 1^+} f(x) = \lim_{x \to 1^+} (x+1) = 2$，$\lim_{x \to 1^-} f(x) = \lim_{x \to 1^-} x^2 = 1$，

左右极限存在但不相等，所以函数 $f(x)$ 当 $x \to 1$ 时的极限不存在，故选 D.

(4) 当 $x \to 0$ 时，$e^{\cos x^2 - 1} - 1 \sim \cos x^2 - 1 \sim -\frac{x^4}{2}$，

所以 $\lim\limits_{x \to 0} \dfrac{e^{\cos x^2 - 1} - 1}{x^n} = \lim\limits_{x \to 0} \dfrac{-\dfrac{x^4}{2}}{x^n} = k(\neq 0)$，因此 $n = 4$，故选 B.

（5）由题意有

$$\lim_{x \to 0} \frac{e^{x^2} - ax^2 - bx - 1}{x^2} = \lim_{x \to 0} \left(\frac{e^{x^2} - 1}{x^2} - a - \frac{b}{x} \right) = 0,$$

当 $x \to 0$ 时，$e^{x^2} - 1 \sim x^2$，则 $\lim\limits_{x \to 0} \dfrac{e^{x^2} - 1}{x^2} = \lim\limits_{x \to 0} \dfrac{x^2}{x^2} = 1$，又 $\lim\limits_{x \to 0} a = a$，

则由极限的四则运算法则知 $\lim\limits_{x \to 0} \dfrac{b}{x}$ 存在，因此有 $b = 0$，从而 $a = 1$. 故选 B.

3. 求下列极限

(1) $\lim\limits_{x \to \infty}(1 + \dfrac{1}{x})(2 - \dfrac{1}{x^2})$；

(2) $\lim\limits_{x \to \infty}(1 - \dfrac{1}{x} + \dfrac{1}{x^2})$；

(3) $\lim\limits_{x \to 3} \dfrac{x^2 - 7x + 10}{x^2 - 6x + 5}$；

(4) $\lim\limits_{x \to 1} \dfrac{x^2 - 2x + 1}{x^2 - 1}$；

(5) $\lim\limits_{x \to 0} \dfrac{(1 + x)^5 - (5x + 1)}{x^2 + 2x^5}$；

(6) $\lim\limits_{x \to \infty} \dfrac{x^2 - 1}{3x^2 - x - 1}$；

(7) $\lim\limits_{x \to \infty} \dfrac{x^2 - x - 6}{x^3 - x - 1}$；

(8) $\lim\limits_{x \to \infty} \dfrac{(x + 2)^{15}(2x + 1)^5}{(x^2 + 1)^{10}}$；

(9) $\lim\limits_{x \to \infty} \dfrac{(4x + 1)^{30}(9x + 2)^{20}}{(6x - 1)^{50}}$；

(10) $\lim\limits_{x \to 5} \dfrac{1 - \sqrt{x - 4}}{x - 5}$；

(11) $\lim\limits_{x \to +\infty} \dfrac{\sqrt{x^2 + 1} - 1}{x}$；

(12) $\lim\limits_{x \to 1}(\dfrac{1}{1 - x} - \dfrac{x + 2}{1 - x^3})$.

解 (1) $\lim\limits_{x \to \infty}(1 + \dfrac{1}{x})(2 - \dfrac{1}{x^2}) = 1 \cdot 2 = 2$.

(2) $\lim\limits_{x \to \infty}(1 - \dfrac{1}{x} + \dfrac{1}{x^2}) = 1 - 0 + 0 = 1$.

(3) $\lim\limits_{x \to 3} \dfrac{x^2 - 7x + 10}{x^2 - 6x + 5} = \lim\limits_{x \to 3} \dfrac{(x - 2)(x - 5)}{(x - 1)(x - 5)} = \dfrac{1}{2}$.

(4) $\lim\limits_{x \to 1} \dfrac{x^2 - 2x + 1}{x^2 - 1} = \lim\limits_{x \to 1} \dfrac{(x - 1)^2}{(x - 1)(x + 1)} = \lim\limits_{x \to 1} \dfrac{x - 1}{x + 1} = \dfrac{0}{2} = 0$.

(5) $\lim\limits_{x \to 0} \dfrac{(1 + x)^5 - (5x + 1)}{x^2 + 2x^5} = \lim\limits_{x \to 0} \dfrac{x^5 + 5x^4 + 10x^3 + 10x^2}{x^2 + 2x^5}$

$\qquad\qquad = \lim\limits_{x \to 0} \dfrac{x^3 + 5x^2 + 10x + 10}{1 + 2x^3} = 10$.

(6) $\lim\limits_{x \to \infty} \dfrac{x^2 - 1}{3x^2 - x - 1} = \lim\limits_{x \to \infty} \dfrac{1 - \dfrac{1}{x^2}}{3 - \dfrac{1}{x} - \dfrac{1}{x^2}} = \dfrac{1}{3}$.

(7) $\lim\limits_{x\to\infty}\dfrac{x^2-x-6}{x^3-x-1}=\lim\limits_{x\to\infty}\dfrac{\dfrac{1}{x}-\dfrac{1}{x^2}+\dfrac{6}{x^3}}{1-\dfrac{1}{x^2}-\dfrac{1}{x^3}}=0.$

(8) $\lim\limits_{x\to\infty}\dfrac{(x+2)^{15}(2x+1)^5}{(x^2+1)^{10}}=\lim\limits_{x\to\infty}\dfrac{\left(1+\dfrac{2}{x}\right)^{15}\left(2+\dfrac{1}{x}\right)^5}{\left(1+\dfrac{1}{x^2}\right)^{10}}=\dfrac{1^{15}\times2^5}{1^{10}}=32.$

(9) $\lim\limits_{x\to\infty}\dfrac{(4x+1)^{30}(9x+2)^{20}}{(6x-1)^{50}}=\lim\limits_{x\to\infty}\dfrac{\left(4+\dfrac{1}{x}\right)^{30}\left(9+\dfrac{2}{x}\right)^{20}}{\left(6-\dfrac{1}{x}\right)^{50}}=\dfrac{4^{30}\times9^{20}}{6^{50}}=\left(\dfrac{2}{3}\right)^{10}.$

(10) $\lim\limits_{x\to5}\dfrac{1-\sqrt{x-4}}{x-5}\underline{\underline{\text{分子有理化}}}\lim\limits_{x\to5}\dfrac{5-x}{(x-5)(1+\sqrt{x-4})}=\lim\limits_{x\to5}-\dfrac{1}{1+\sqrt{x-4}}$

$=\lim\limits_{x\to5}-\dfrac{1}{1+\sqrt{x-4}}=-\dfrac{1}{2}.$

(11) $\lim\limits_{x\to+\infty}\dfrac{\sqrt{x^2+1}-1}{x}\underline{\underline{\text{分子有理化}}}\lim\limits_{x\to+\infty}\dfrac{x^2}{x(\sqrt{x^2+1}+1)}=\lim\limits_{x\to+\infty}\dfrac{x}{\sqrt{x^2+1}+1}$

$\underline{\underline{\text{分子、分母同除以}x}}\lim\limits_{x\to+\infty}\dfrac{1}{\sqrt{1+\dfrac{1}{x^2}}+\dfrac{1}{x}}=1.$

(12) $\lim\limits_{x\to1}\left(\dfrac{1}{1-x}-\dfrac{x+2}{1-x^3}\right)\underline{\underline{\text{通分}}}\lim\limits_{x\to1}\left(\dfrac{x^2+x+1-x-2}{1-x^3}\right)$

$=\lim\limits_{x\to1}\dfrac{x^2-1}{1-x^3}\underline{\underline{\text{去掉零因子}}}\lim\limits_{x\to1}\dfrac{-x-1}{x^2+x+1}=-\dfrac{2}{3}.$

4. 求下列极限

(1) $\lim\limits_{x\to0}\dfrac{\sin\alpha x}{\sin\beta x},\alpha\beta\neq0$；

(2) $\lim\limits_{x\to0}\dfrac{\tan3x}{x}$；

(3) $\lim\limits_{x\to0}\dfrac{1-\cos x}{x\sin x}$；

(4) $\lim\limits_{x\to0^+}\dfrac{x}{\sqrt{1-\cos x}}$；

(5) $\lim\limits_{x\to\infty}\left(1+\dfrac{2}{x}\right)^x$；

(6) $\lim\limits_{x\to0}(1+2x)^{\frac{1}{x}}$；

(7) $\lim\limits_{x\to0}(1-x)^{\frac{k}{x}}$（$k$ 为正整数）；

(8) $\lim\limits_{x\to\infty}\left(\dfrac{2x+3}{2x+1}\right)^{x+1}$；

(9) $\lim\limits_{x\to\infty}\left(\dfrac{x^2-1}{x^2+1}\right)^{x^2}$；

(10) $\lim\limits_{x\to\infty}\left(\dfrac{x}{x+1}\right)^x$.

解 (1)当 $x\to0$ 时，$\sin\alpha x\sim\alpha x$，$\sin\beta x\sim\beta x$，

因此
$$\lim\limits_{x\to0}\dfrac{\sin\alpha x}{\sin\beta x}=\lim\limits_{x\to0}\dfrac{\alpha x}{\beta x}=\dfrac{\alpha}{\beta}.$$

（2）当 $x \to 0$ 时，$\tan 3x \sim 3x$ ，

因此
$$\lim_{x \to 0} \frac{\tan 3x}{x} = \lim_{x \to 0} \frac{3x}{x} = 3 .$$

（3）**解** 1　当 $x \to 0$ 时，$1 - \cos x \sim \frac{1}{2} x^2$ ，

$$\lim_{x \to 0} \frac{1 - \cos x}{x \sin x} = \lim_{x \to 0} \frac{\frac{1}{2} x^2}{x \sin x} = \frac{1}{2} \lim_{x \to 0} \frac{x}{\sin x} = \frac{1}{2} .$$

解 2　$\lim_{x \to 0} \dfrac{1 - \cos x}{x \sin x} = \lim_{x \to 0} \dfrac{2 \sin^2 \frac{x}{2}}{x \sin x} = \lim_{x \to 0} \dfrac{2 \sin^2 \frac{x}{2}}{2x \sin \frac{x}{2} \cos \frac{x}{2}}$

$$= \lim_{x \to 0} \frac{\sin \frac{x}{2}}{2 \cdot \frac{x}{2}} \cdot \lim_{x \to 0} \frac{1}{\cos \frac{x}{2}} = \frac{1}{2} .$$

（4）$\displaystyle\lim_{x \to 0^+} \frac{x}{\sqrt{1 - \cos x}} = \lim_{x \to 0^+} \frac{x}{\sqrt{2 \sin^2 \frac{x}{2}}} = \lim_{x \to 0^+} \frac{x}{\sqrt{2} \sin \frac{x}{2}} = \lim_{x \to 0^+} \frac{2 \cdot \frac{x}{2}}{\sqrt{2} \sin \frac{x}{2}} = \sqrt{2} .$

（5）$\displaystyle\lim_{x \to \infty} (1 + \frac{2}{x})^x = \lim_{x \to \infty} (1 + \frac{2}{x})^{\frac{x}{2} \cdot 2} = e^2 .$

（6）$\displaystyle\lim_{x \to 0} (1 + 2x)^{\frac{1}{x}} = \lim_{x \to 0} (1 + 2x)^{\frac{1}{2x} \cdot 2} = e^2 .$

（7）$\displaystyle\lim_{x \to 0} (1 - x)^{\frac{k}{x}} = \lim_{x \to 0} (1 - x)^{\frac{1}{-x} \cdot -k} = e^{-k} .$

（8）$\displaystyle\lim_{x \to \infty} (\frac{2x + 3}{2x + 1})^{x+1} = \lim_{x \to \infty} (1 + \frac{2}{2x + 1})^{x+1}$

$$= \lim_{x \to \infty} (1 + \frac{2}{2x + 1})^{\frac{2x+1}{2} + \frac{1}{2}}$$

$$= \lim_{x \to \infty} (1 + \frac{2}{2x + 1})^{\frac{2x+1}{2}} \cdot \lim_{x \to \infty} (1 + \frac{2}{2x + 1})^{\frac{1}{2}}$$

$$= e .$$

（9）$\displaystyle\lim_{x \to \infty} \left(\frac{x^2 - 1}{x^2 + 1}\right)^{x^2} = \lim_{x \to \infty} (1 - \frac{2}{x^2 + 1})^{x^2 + 1 - 1} = \lim_{x \to \infty} \frac{(1 - \frac{2}{x^2 + 1})^{x^2 + 1}}{1 - \frac{2}{x^2 + 1}}$

$$= \lim_{x \to \infty} \frac{(1 - \frac{2}{x^2 + 1})^{\frac{x^2+1}{-2} \cdot (-2)}}{1 - \frac{2}{x^2 + 1}} = \frac{\displaystyle\lim_{x \to \infty} (1 - \frac{2}{x^2 + 1})^{\frac{x^2+1}{-2} \cdot (-2)}}{\displaystyle\lim_{x \to \infty} (1 - \frac{2}{x^2 + 1})} = e^{-2}$$

（10）$\lim\limits_{x \to \infty} \left(\dfrac{x}{x+1} \right)^x = \lim\limits_{x \to \infty} \dfrac{1}{\left(1 + \dfrac{1}{x} \right)^x} = \dfrac{1}{\lim\limits_{x \to \infty} \left(1 + \dfrac{1}{x} \right)^x} = e^{-1}$.

5. 求下列极限

（1）$\lim\limits_{x \to 0} (x^2 \sin \dfrac{1}{x^2})$ ；　　（2）$\lim\limits_{x \to \infty} (\dfrac{\arctan x}{x})$.

解　（1）x^2 是 $x \to 0$ 时的无穷小，当 $x \to 0$ 时，$\left| \sin \dfrac{1}{x^2} \right| \leqslant 1$ ，$\sin \dfrac{1}{x^2}$ 是有界函数，因此

$$\lim\limits_{x \to 0} (x^2 \sin \dfrac{1}{x^2}) = 0 .$$

（2）$\dfrac{1}{x}$ 是 $x \to \infty$ 时的无穷小，当 $x \to \infty$ 时，$|\arctan x| \leqslant \dfrac{\pi}{2}$ ，$\arctan x$ 是有界函数，因此

$$\lim\limits_{x \to \infty} (\dfrac{\arctan x}{x}) = 0 .$$

6. 当 $x \to 0$ 时，将下列函数分别与 x 进行比较，哪些是高阶、低阶、同阶、等价无穷小？

（1）$\tan^3 x$ ；　　（2）$\sqrt{1 + x^2} - 1$ ；　　（3）$1 - \cos x$ ；　　（4）$\sin x$.

解　（1）当 $x \to 0$ 时，$\tan x \sim x$ ，

$\lim\limits_{x \to 0} \dfrac{\tan^3 x}{x} = \lim\limits_{x \to 0} \dfrac{x^3}{x} = \lim\limits_{x \to 0} x^2 = 0$ ，所以 $\tan^3 x$ 是 x 的高阶无穷小.

（2）$\lim\limits_{x \to 0} \dfrac{\sqrt{1 + x^2} - 1}{x} = \lim\limits_{x \to 0} \dfrac{x^2}{x \sqrt{1 + x^2} + 1} = \lim\limits_{x \to 0} \dfrac{x}{\sqrt{1 + x^2} + 1} = 0$ ，

所以 $\sqrt{1 + x^2} - 1$ 是 x 的高阶无穷小.

（3）当 $x \to 0$ 时，$1 - \cos x \sim \dfrac{1}{2} x^2$ ，

$$\lim\limits_{x \to 0} \dfrac{1 - \cos x}{x} = \lim\limits_{x \to 0} \dfrac{\dfrac{1}{2} x^2}{x} = \lim\limits_{x \to 0} \dfrac{1}{2} x = 0 ,$$

所以 $1 - \cos x$ 是 x 的高阶无穷小.

（4）当 $x \to 0$ 时，$\sin x \sim x$ ，所以 $\sin x$ 是 x 的等价无穷小.

7. 已知 $\lim\limits_{x \to 1} \dfrac{x^2 + bx + 6}{1 - x} = 5$ ，试确定 b 的值（提示：使用定理 1 求解）.

解　由定理 1 有，

$$\dfrac{x^2 + bx + 6}{1 - x} = 5 + \alpha ，\lim\limits_{x \to 1} \alpha = 0 ，$$

则
$$x^2 + bx + 6 = (5 + \alpha) \cdot (1 - x),$$

两边求极限
$$\lim_{x \to 1}(x^2 + bx + 6) = \lim_{x \to 1}(5 + \alpha) \cdot (1 - x),$$

故
$$1 + b + 6 = 0,$$

所以
$$b = -7.$$

8. 已知 $\lim\limits_{x \to \infty}(\dfrac{x + 2a}{x - a})^x = 8$，试确定 a 的值.

解
$$\lim_{x \to \infty}(\dfrac{x + 2a}{x - a})^x = \lim_{x \to \infty}(1 + \dfrac{3a}{x - a})^{x - a + a}$$

$$= \lim_{x \to \infty}(1 + \dfrac{3a}{x - a})^{\frac{x - a}{3a} \cdot 3a}(1 + \dfrac{3a}{x - a})^a = e^{3a} = 8,$$

所以 $a = \ln 2$.

9. 已知极限 $\lim\limits_{x \to +\infty}(2x - \sqrt{ax^2 - x + 1})$ 存在，试确定 a 的值，并求出极限值.

解
$$\lim_{x \to +\infty}(2x - \sqrt{ax^2 - x + 1}) = \lim_{x \to +\infty}\dfrac{4x^2 - (ax^2 - x + 1)}{2x + \sqrt{ax^2 - x + 1}}$$

$$= \lim_{x \to +\infty}\dfrac{(4 - a)x^2 + x - 1}{2x + \sqrt{ax^2 - x + 1}},$$

上述极限要存在，必有 $4 - a = 0$，即 $a = 4$.

所以有
$$\lim_{x \to +\infty}\dfrac{x - 1}{2x + \sqrt{4x^2 - x + 1}} = \lim_{x \to +\infty}\dfrac{1 - \dfrac{1}{x}}{2 + \sqrt{4 - \dfrac{1}{x} + \dfrac{1}{x^2}}} = \dfrac{1}{4}.$$

10. 求函数 $f(x) = \dfrac{\sin x}{|x|}$ 当 $x \to 0$ 时的左、右极限，并说明当 $x \to 0$ 时的极限是否存在.

解 由于

$$\lim_{x \to 0^-}\dfrac{\sin x}{-x} = -1,$$

$$\lim_{x \to 0^+}\dfrac{\sin x}{x} = 1,$$

左右极限存在但不相等，因此 $\lim\limits_{x \to 0}f(x)$ 不存在.

11. 求符号函数 $\mathrm{sgn}(x) = \begin{cases} -1, & x < 0 \\ 0, & x = 0 \\ 1, & x > 0 \end{cases}$，当 $x \to 0$ 时的左、右极限，并说明当 $x \to 0$ 时的极限是否存在.

解 由于

$$\lim_{x \to 0^-}\mathrm{sgn}(x) = -1,$$

$$\lim_{x \to 0^+} \text{sgn}(x) = 1 ,$$

左右极限存在但不相等,因此 $\lim\limits_{x \to 0}\text{sgn}(x)$ 不存在.

习题 1-3

1. 判断下列说法是否正确,并简要说明.

(1)变量的增量一定大于零.

(2)分段函数一定有间断点.

(3)在开区间内连续的函数必有最大、最小值.

(4)设函数 $f(x)$ 在 x_0 处有定义,且 $x \to x_0$ 时,$f(x)$ 极限存在,则 $f(x)$ 在 x_0 处连续.

解 (1)说法错误.变量的增量可以大于零,也可以小于零.

(2)说法错误.分段函数不一定有间断点.

例如,分段函数 $y = |x|$,由于

$$\lim_{x \to 0^-} f(x) = \lim_{x \to 0^-} -x = 0 = f(0) , \quad \lim_{x \to 0^+} f(x) = \lim_{x \to 0^+} x = 0 = f(0) ,$$

因此函数在分段点 $x = 0$ 处是连续的.

(3)说法错误.在开区间内连续的函数不一定有最大、最小值.

例如,$y = \tan x$ 在 $\left(-\dfrac{\pi}{2}, \dfrac{\pi}{2}\right)$ 内连续,但在该区间函数无界,没有最大值,也没有最小值.

(4)说法错误.设函数 $f(x)$ 在 x_0 处有定义,且 $x \to x_0$ 时,$f(x)$ 极限存在,则 $f(x)$ 在 x_0 处不一定连续.若极限值等于 $f(x_0)$,则是连续的.

2. 填空题

(1) $x = $ _____ 是函数 $f(x) = \begin{cases} \ln x, & x > 0 \\ x^2, & x \leqslant 0 \end{cases}$ 的间断点.是第 _____ 类间断点,且为 _____ 间断点.

(2)已知 $f(x) = \dfrac{e^{2x} - 1}{x(x-1)}$,则 $x = $ _____ 是 $f(x)$ 的第 _____ 类间断点,且为 _____ 间断点,$x = $ _____ 是 $f(x)$ 的第 _____ 类间断点,且为 _____ 间断点.

解 (1)分段函数的间断点一般在分段点处,所以考虑 $x = 0$ 这个点,

$$\lim_{x \to 0^-} f(x) = \lim_{x \to 0^-} x^2 = 0 , \quad \lim_{x \to 0^+} f(x) = \lim_{x \to 0^+} \ln x = -\infty ,$$

所以 $x = 0$ 是函数的第二类间断点,且为无穷间断点.

(2)函数在点 $x = 0, x = 1$ 处无定义,因此为间断点,下面判断间断点类型.

当 $x \to 0$ 时,$e^{2x} - 1 \sim 2x$,则

$$\lim_{x \to 0} \frac{e^{2x} - 1}{x(x-1)} = \lim_{x \to 0} \frac{2x}{x(x-1)} = -\frac{1}{2} ,$$

因此，$x = 0$ 是函数的第一类间断点，且为可去间断点．

$$\lim_{x \to 1} \frac{e^{2x} - 1}{x(x-1)} = \infty,$$

因此，$x = 1$ 是函数的第二类间断点，且为无穷间断点．

3. **选择题**

(1)设 $f(x) = \begin{cases} \dfrac{|x^2 - 1|}{x - 1}, & x \neq 1 \\ 2, & x = 1 \end{cases}$，则在点 $x = 1$ 处（　　）．

A. 极限存在　　　　　　　　　　　　B. 右连续但不连续

C. 左连续但不连续　　　　　　　　　D. 连续

解　$\lim_{x \to 1^-} f(x) = \lim_{x \to 1^-} \frac{-x^2 + 1}{x - 1} = \lim_{x \to 1^-} -(1 + x) = -2 \neq f(1)$，

$\lim_{x \to 1^+} f(x) = \lim_{x \to 1^+} \frac{x^2 - 1}{x - 1} = \lim_{x \to 1^+} (x + 1) = 2 = f(1)$，

所以函数点 $x = 1$ 处右连续，但是不连续．故选 B.

(2)若函数 $f(x) = \begin{cases} (1 + 2x)^{\frac{3}{x}}, & x \neq 0 \\ a, & x = 0 \end{cases}$，在 $x = 0$ 处连续，则 $a =$（　　）．

A. e^3　　　　　B. e^2　　　　　C. e^5　　　　　D. e^6

解　$\lim_{x \to 0^-} f(x) = \lim_{x \to 0^-} (1 + 2x)^{\frac{3}{x}} = \lim_{x \to 0^-} (1 + 2x)^{\frac{1}{2x} \cdot 6} = e^6$，

$\lim_{x \to 0^+} f(x) = \lim_{x \to 0^+} (1 + 2x)^{\frac{3}{x}} = \lim_{x \to 0^+} (1 + 2x)^{\frac{1}{2x} \cdot 6} = e^6$，

所以要使函数在 $x = 0$ 处连续，则有函数左连续、右连续，即 $a = e^6$. 故选 D.

4. **设** $f(x) = \begin{cases} e^x, & x < 0 \\ a + \ln(1 + x), & x \geqslant 0 \end{cases}$ **在** $(-\infty, +\infty)$ **内连续，试确定** a **的值．**

解　因 $f(x)$ 在 $(-\infty, +\infty)$ 内连续，故只需考察函数 $f(x)$ 在 $x = 0$ 点（分段点）处的情况：

$$\lim_{x \to 0^-} f(x) = \lim_{x \to 0^-} e^x = 1,$$
$$\lim_{x \to 0^+} f(x) = \lim_{x \to 0^+} [a + \ln(1 + x)] = a,$$

要使得 $f(x)$ 在 $x = 0$ 点处连续，需 $\lim_{x \to 0^-} f(x) = \lim_{x \to 0^+} f(x) = f(0) = a$，即 $a = 1$.

5. **讨论函数** $f(x) = \begin{cases} e^{\frac{1}{x}}, & x < 0 \\ 0, & x = 0 \\ x \sin \dfrac{1}{x}, & x > 0 \end{cases}$ **在** $x = 0$ **处的连续性．**

解　由于 $x \to 0^-$ 时，$\dfrac{1}{x} \to -\infty$，因此

$$\lim_{x \to 0^-} f(x) = \lim_{x \to 0^-} e^{\frac{1}{x}} = 0 = f(0) ，$$

另一方面有界函数与无穷小的乘积仍为无穷小，

因此
$$\lim_{x \to 0^+} f(x) = \lim_{x \to 0^+} x \sin \frac{1}{x} = 0 = f(0) ，$$

所以函数在 $x = 0$ 处连续.

6. 设 $f(x) = \begin{cases} e^{\frac{1}{x-1}}, & x > 0 \\ \ln(1+x), & -1 < x \leqslant 0 \end{cases}$，求 $f(x)$ 的间断点，并说明间断点所属类型.

解 函数 $f(x)$ 在 $x = 1$ 处无意义，为间断点，分段点 $x = 0$ 为可疑间断点.

$$\lim_{x \to 1^-} f(x) = \lim_{x \to 1^-} e^{\frac{1}{x-1}} = 0 \quad (\lim_{x \to 1^-} \frac{1}{x-1} = -\infty) ，$$

$$\lim_{x \to 1^+} f(x) = \lim_{x \to 1^+} e^{\frac{1}{x-1}} = +\infty \quad (\lim_{x \to 1^+} \frac{1}{x-1} = +\infty) ，$$

所以 $x = 1$ 为第二类间断点，且为无穷间断点.

又因为
$$\lim_{x \to 0^-} f(x) = \lim_{x \to 0^-} \ln(1+x) = 0 ，$$

$$\lim_{x \to 0^+} f(x) = \lim_{x \to 0^+} e^{\frac{1}{x-1}} = e^{-1} ，$$

所以 $x = 0$ 为第一类间断点，且为跳跃间断点.

7. 求下列函数的间断点，说明间断点所属类型，并确定连续区间.

(1) $y = \dfrac{x^2 - 4}{x^2 - 3x + 2}$；　　(2) $y = \dfrac{x}{\ln x}$.

解 (1) $y = \dfrac{x^2 - 4}{x^2 - 3x + 2} = \dfrac{(x-2)(x+2)}{(x-2)(x-1)}$，$x = 1, x = 2$ 为函数的间断点，下面具体判断所属类型，

$$\lim_{x \to 1} y = \lim_{x \to 1} \frac{(x-2)(x+2)}{(x-2)(x-1)} = \lim_{x \to 1} \frac{(x+2)}{(x-1)} = \infty ，$$

因此 $x = 1$ 为第二类间断点，且为无穷间断点，

$$\lim_{x \to 2} y = \lim_{x \to 2} \frac{(x-2)(x+2)}{(x-2)(x-1)} = \lim_{x \to 2} \frac{(x+2)}{(x-1)} = 4 ，$$

因此 $x = 2$ 为第一类间断点，且为可去间断点. 连续区间为 $(-\infty, 1), (1, 2), (2, +\infty)$.

(2) 函数在 $x = 1$ 无定义，所以 $x = 1$ 为间断点，且为无穷间断点. 连续区间为 $(0, 1), (1, +\infty)$.

8. 证明方程 $\sin x + x + 1 = 0$ 在 $(-\dfrac{\pi}{2}, \dfrac{\pi}{2})$ 内至少有一根.

证明 令 $f(x) = \sin x + x + 1$，函数 $f(x)$ 在 $[-\dfrac{\pi}{2}, \dfrac{\pi}{2}]$ 上连续，

$$f(\frac{\pi}{2}) = 2 + \frac{\pi}{2} > 0 ， f(-\frac{\pi}{2}) = -\frac{\pi}{2} < 0 ，$$

由零点定理知,至少存在一点 $\xi \in (-\frac{\pi}{2}, \frac{\pi}{2})$,使得 $f(\xi) = 0$,即 $\sin\xi + \xi + 1 = 0$,也就是方程 $\sin x + x + 1 = 0$ 在 $(-\frac{\pi}{2}, \frac{\pi}{2})$ 内至少有一根.

9. 设 $f(x)$ 在 $[a,b]$ 连续,且 $f(a) < a, f(b) > b$,证明:方程 $f(x) = x$ 在 (a,b) 内至少有一实根.

证明 令 $y = f(x) - x$,由于 $f(x)$ 在 $[a,b]$ 连续,x 在 $(-\infty, +\infty)$ 连续,所以 $y = f(x) - x$ 在 $[a,b]$ 连续,又因为

$$y(a) = f(a) - a < 0, \qquad y(b) = f(b) - b > 0,$$

则 $y(a) \cdot y(b) < 0$,由零点定理知,方程 $f(x) - x = 0$ 在 (a,b) 内至少有一实根.

第二章　一元函数微分学

一、知识框架图

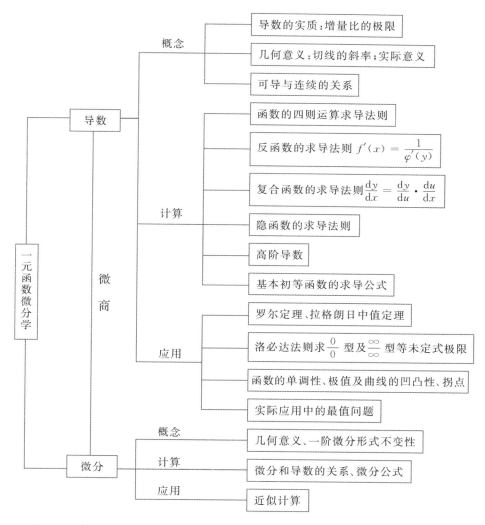

一元函数微分学
- 导数
  - 概念
    - 导数的实质:增量比的极限
    - 几何意义:切线的斜率;实际意义
    - 可导与连续的关系
  - 微商
    - 计算
      - 函数的四则运算求导法则
      - 反函数的求导法则 $f'(x) = \dfrac{1}{\varphi'(y)}$
      - 复合函数的求导法则 $\dfrac{\mathrm{d}y}{\mathrm{d}x} = \dfrac{\mathrm{d}y}{\mathrm{d}u} \cdot \dfrac{\mathrm{d}u}{\mathrm{d}x}$
      - 隐函数的求导法则
      - 高阶导数
      - 基本初等函数的求导公式
    - 应用
      - 罗尔定理、拉格朗日中值定理
      - 洛必达法则求 $\dfrac{0}{0}$ 型及 $\dfrac{\infty}{\infty}$ 型等未定式极限
      - 函数的单调性、极值及曲线的凹凸性、拐点
      - 实际应用中的最值问题
- 微分
  - 概念
    - 几何意义、一阶微分形式不变性
  - 计算
    - 微分和导数的关系、微分公式
  - 应用
    - 近似计算

二、知识目标

1.**导数的概念**　理解导数的实质是增量比的极限;理解导数的几何意义和实际意义;掌握函数可导与连续的关系.

2.**导数的运算**　熟练掌握函数的四则运算求导法则、反函数的求导法则、复合函数的求导法则及隐函数的求导法则;掌握初等函数的求导方法;会求高阶导数.

3. 微分的概念　理解微分的概念;了解微分的几何意义;了解导数和微分概念之间的联系与区别;会求函数的微分;会利用微分作简单的近似计算.

4. 中值定理　了解罗尔定理、拉格朗日中值定理的内容.

5. 洛必达法则　掌握利用洛必达法则求未定式极限的方法.

6. 导数的应用　掌握利用导数判断函数的单调性、曲线的凹凸性的方法;掌握利用导数求函数极值、函数图形拐点的方法;掌握曲线渐近线的求法;会求解应用问题中的最大值、最小值;能利用函数的单调性证明简单的不等式;能描绘简单的函数图形.

三、疑难解析

1. 导数的实际意义是什么?

答　函数 $y = f(x)$ 在 $x = x_0$ 处的导数 $f'(x_0)$ 表示函数 $y = f(x)$ 在 $x = x_0$ 处的变化率,是一个确定的常量.实际问题中,涉及变化率的问题一般可用导数表示,如:切线斜率、瞬时速度、细胞增殖速率等问题,其实质都是变化率问题.

2. 导数在什么情况下不存在? 如何证明?

答　如果函数 $y = f(x)$ 在 $x = x_0$ 处无定义、极限不存在或者不连续,则导数一定不存在.亦可从曲线形态上看,如连续函数在"尖点"(如 $y = |x|$ 上 $x = 0$)处曲线的切线不存在,则导数不存在.

证明导数不存在的一般方法是利用左、右导数不存在,或者存在但是两者不相等来证明,亦可直接利用导数的定义证明,即判断极限 $\lim\limits_{\Delta x \to 0} \dfrac{f(x_0 + \Delta x) - f(x_0)}{\Delta x}$ 不存在.

3. 初等函数在定义区间都可导吗?

答　不一定.初等函数在其定义区间内是连续的,但是不一定在其定义区间上都可导.例如:函数 $y = x^{\frac{2}{3}}$ 的定义域为 $(-\infty, +\infty)$,函数在此定义域内连续,但是在 $x = 0$ 处导数不存在.从曲线上来看,$y = x^{\frac{2}{3}}$ 在 $x = 0$ 处切线不存在.

4. $f'(x_0)$ 与 $[f(x_0)]'$ 一样吗?

答　不一样.$f'(x_0)$ 表示函数 $f(x)$ 在 $x = x_0$ 处的导数;$[f(x_0)]'$ 表示常数 $f(x_0)$ 的导数,其结果为零.

5. 函数 $y = f(x)$ 的导数与微分有什么联系和区别?

答　**联系**:可导 $\Leftrightarrow$ 可微;导数也称为微商,$\mathrm{d}y = f'(x_0)\mathrm{d}x$.

区别:(1)概念不同　导数描述变化率,微分描述增量的近似值.在 $x = x_0$ 处的导数 $f'(x_0)$ 是一个定值,而在该点处的微分 $\mathrm{d}y = f'(x_0)(x - x_0)$ 是 x 的线性函数.

(2)几何意义不同　导数 $f'(x_0)$ 是曲线 $y = f(x)$ 在点 $(x_0, f(x_0))$ 的切线斜率,而微分 $\mathrm{d}y$ 是曲线在该点切线上相应纵坐标的增量.

（3）应用方面　导数多用于研究函数的性质,而微分多用于近似计算.

6.微分中值定理的重要性是什么?

答　微分中值定理作为导数理论的基本定理,是沟通函数与其导数的桥梁,是应用导数研究函数性质的重要数学工具,具有十分重要的地位.

（1）中值定理是后续内容的理论基础:如洛必达法则、函数的单调性、极值和凹凸性中许多重要结论的证明都会用到中值定理;

（2）利用中值定理可得函数增量的精确表达式:$\Delta y = f'(x + \theta \Delta x) \Delta x \ (0 < \theta < 1)$.

7.使用洛必达法则应注意什么问题?

答　洛必达法则是求未定式极限的一个重要方法,应注意以下问题:

（1）运用洛必达法则后,如果仍然是"$\dfrac{0}{0}$"或"$\dfrac{\infty}{\infty}$"型未定式,可继续运用洛必达法则,直到不出现未定式为止.

（2）对于其他类型的未定式,如:"$0 \cdot \infty$""0^0""∞^0""1^∞""$\infty - \infty$"型等都应先化为基本型"$\dfrac{0}{0}$"或"$\dfrac{\infty}{\infty}$"后再使用洛必达法则.

（3）在计算过程中,注意结合其他方法,如等价无穷小替换、求出式中非零因子的极限值等,以简化计算.

（4）注意洛必达法则的应用条件.若 $\lim \dfrac{f'(x)}{g'(x)}$ 既不存在也不是无穷大时,洛必达法则失效.这种情况下 $\lim \dfrac{f(x)}{g(x)}$ 仍可能存在,可用其他方法计算.例如:

$\lim\limits_{x \to \infty} \dfrac{x + \sin x}{x - \sin x}$ 属于 $\dfrac{\infty}{\infty}$ 型的极限,但由于 $\lim\limits_{x \to \infty} \dfrac{(x + \sin x)'}{(x - \sin x)'} = \lim\limits_{x \to \infty} \dfrac{1 + \cos x}{1 - \cos x} = \lim\limits_{x \to \infty} \cot^2 \dfrac{x}{2}$ 不存在,故不能使用洛必达法则,但可用下面的方法直接求出极限:

$$\lim_{x \to \infty} \frac{x + \sin x}{x - \sin x} = \lim_{x \to \infty} \frac{1 + \dfrac{\sin x}{x}}{1 - \dfrac{\sin x}{x}} = 1 .$$

四、典型例题

例 2.1　设 $\lim\limits_{h \to 0} \dfrac{f(x_0 + kh) - f(x_0)}{h} = \dfrac{1}{2} f'(x_0)$,其中 k 为常数,$f'(x_0) \neq 0$,求 k.

解　由于

$$\lim_{h \to 0} \frac{f(x_0 + kh) - f(x_0)}{h} = k \cdot \lim_{h \to 0} \frac{f(x_0 + kh) - f(x_0)}{kh} = kf'(x_0) ,$$

知识点:导数的定义.

要点:导数为函数增量与自变量增量之比的极限.

点评:$\lim\limits_{\Delta x \to 0} \dfrac{\Delta y}{\Delta x} = f'(x)$

所以
$$\frac{1}{2}f'(x_0) = kf'(x_0) ,$$

故
$$k = \frac{1}{2} .$$

例 2.2 设 $f(x) = \begin{cases} \dfrac{1-\cos x}{x}, & x > 0 \\ 0, & x = 0 \\ x^2\sin\dfrac{1}{x}, & x < 0 \end{cases}$,讨论 $f(x)$ 在 $x = 0$

点处是否可导.

解 $f'_-(0) = \lim\limits_{x \to 0^-}\dfrac{f(x)-f(0)}{x-0} = \lim\limits_{x \to 0^-}\dfrac{x^2\sin\dfrac{1}{x}-0}{x-0}$

$= \lim\limits_{x \to 0^-}x\sin\dfrac{1}{x} = 0$,(利用"无穷小与有界函数的

乘积仍是无穷小")

$f'_+(0) = \lim\limits_{x \to 0^+}\dfrac{f(x)-f(0)}{x-0} = \lim\limits_{x \to 0^+}\dfrac{1-\cos x}{x^2} = \lim\limits_{x \to 0^+}\dfrac{\dfrac{1}{2}x^2}{x^2} = \dfrac{1}{2}$,

因为 $f'_+(0) \neq f'_-(0)$,

所以 $f(x)$ 在 $x = 0$ 点处不可导.

例 2.3 $y = \arcsin\sqrt{\dfrac{1-x}{1+x}}$,求 y' .

解 $y' = \dfrac{1}{\sqrt{1-\left(\sqrt{\dfrac{1-x}{1+x}}\right)^2}} \cdot \dfrac{1}{2\sqrt{\dfrac{1-x}{1+x}}} \cdot \dfrac{-(1+x)-(1-x)}{(1+x)^2}$

$= -\dfrac{1}{\sqrt{1-\dfrac{1-x}{1+x}}} \cdot \dfrac{1}{\sqrt{\dfrac{1-x}{1+x}}} \cdot \dfrac{1}{(1+x)^2}$

$= -\dfrac{1}{\sqrt{2x}(1+x)}\dfrac{1}{\sqrt{1-x}} = -\dfrac{1}{(1+x)\sqrt{2x(1-x)}}$.

例 2.4 $\sin y + xe^y = 1$,求 y' .

解 1 等式两边同时对 x 求导数,得
$$y' \cdot \cos y + e^y + xe^y \cdot y' = 0 ,$$

从而
$$y' = -\dfrac{e^y}{\cos y + xe^y} .$$

解 2 原式可以写成
$$x = \dfrac{1-\sin y}{e^y} = e^{-y} - e^{-y}\sin y ,$$

中,Δy 是对应自变量增量 Δx 而获得的增量.

知识点:讨论分段函数在分段点处的可导性.

要点:导数的定义,左、右导数,函数在一点可导的充要条件是函数在该点左、右导数存在并相等.

点评:利用判断分段点处左右导数是否存在且相等来讨论该点的可导性.

知识点:复合函数的求导法则 $\dfrac{dy}{dx} = \dfrac{dy}{du} \cdot \dfrac{du}{dx}$.

要点:链式法则,分解函数的复合结构.

点评:对于复合函数的分解和求导熟悉后,就不必再写出中间变量,使得表达过程更为简洁.

知识点:隐函数的求导.

要点:隐函数两边同时对 x 求导数时,要记住 y 是关于 x 的函数,含有 y 的项都要用复合函数求导法则去求导.

点评:求导过程中认准自变量、因变量;最

将 x 看成因变量，y 看成自变量，上式两边对 y 求导得

$$\frac{\mathrm{d}x}{\mathrm{d}y} = -e^{-y} + e^{-y}\sin y - e^{-y}\cos y ,$$

于是

$$\frac{\mathrm{d}y}{\mathrm{d}x} = \frac{1}{\frac{\mathrm{d}x}{\mathrm{d}y}} = \frac{e^{y}}{\sin y - \cos y - 1} .$$

例 2.5 $y = (\sin x)^{\cos^2 x}$，求 y'.

解 1 函数是幂指函数，等式两边取对数，得

$$\ln y = \cos^2 x \ln\sin x ,$$

上式两边对 x 求导，注意到 $y = y(x)$，得

$$\frac{1}{y}y' = -2\cos x \cdot \sin x \cdot \ln\sin x + \cos^2 x \cdot \frac{1}{\sin x} \cdot \cos x$$

$$= \frac{\cos^3 x}{\sin x} - \sin 2x \ln\sin x ,$$

于是 $\quad y' = (\sin x)^{\cos^2 x}\left(\dfrac{\cos^3 x}{\sin x} - \sin 2x \ln\sin x\right).$

解 2 由 $y = (\sin x)^{\cos^2 x} = e^{\cos^2 x \ln(\sin x)}$，得

上式两边对 x 求导，注意到 $y = y(x)$，得

$$y' = e^{\cos^2 x \ln(\sin x)} \cdot \left[-2\cos x \cdot \sin x \cdot \ln\sin x + \cos^2 x \cdot \frac{1}{\sin x} \cdot \cos x\right]$$

于是 $\quad y' = (\sin x)^{\cos^2 x}\left(\dfrac{\cos^3 x}{\sin x} - \sin 2x \ln\sin x\right).$

例 2.6 求根式 $\sqrt[3]{996}$ 的近似值.

解 1 设 $f(x) = \sqrt[3]{x}$，根据公式 $f(x_0 + \Delta x) \approx f(x_0) + f'(x_0)\Delta x$，有

$$\sqrt[3]{x_0 + \Delta x} \approx \sqrt[3]{x_0} + \frac{1}{3}(x_0)^{-\frac{2}{3}} \cdot \Delta x$$

取 $x_0 = 1000, \Delta x = -4$，则

$$\sqrt[3]{996} \approx \sqrt[3]{1000} + \frac{1}{3} \cdot (1000)^{-\frac{2}{3}} \cdot (-4)$$

$$= 10 - \frac{1}{300} \cdot 4 \approx 9.9867 .$$

解 2 因为 $\sqrt[3]{996} = \sqrt[3]{1000 - 4}$

$$= 10 \cdot \sqrt[3]{1 - \frac{4}{1000}} = 10 \cdot \sqrt[3]{1 - \frac{1}{250}} ,$$

由近似公式 $\sqrt[n]{1 + x} \approx 1 + \dfrac{1}{n}x$（当 $|x|$ 很小时），得

后将关于 y' 的项都移到等号左边，其他项都移到等号右边. 解 2 通过变形将 x 看作是 y 的函数，等式两边同时对 y 求导数.

知识点：对数求导法及复合函数的求导法则.

要点：对数求导法的过程是先对等式两边取对数，然后利用隐函数求导法求导.

点评：一般对多个函数相乘除、幂指函数 $y = [u(x)]^{v(x)}$ 等采用对数求导法. 对于幂指函数 $y = [u(x)]^{v(x)}$ 也可先变形为

$$y = [u(x)]^{v(x)} = e^{v(x)\ln[u(x)]} ,$$

然后用复合函数求导法则求导.

知识点：利用微分求近似值.

要点：近似公式：

$$f(x_0 + \Delta x) \approx f(x_0) + f'(x_0)\Delta x$$

及 $\sqrt[n]{1 + x} \approx 1 + \dfrac{1}{n}x$（当 $|x|$ 很小时）.

点评：利用

$$f(x_0 + \Delta x) \approx f(x_0) + f'(x_0)\Delta x$$

求函数的近似值，取 x_0 和 Δx 应注意两个原则：(1) 要使 $f(x_0)$，$f'(x_0)$ 容易计算；(2) $|\Delta x|$ 应足够小.

$$\sqrt[3]{996} = 10\sqrt[3]{1 - \frac{1}{250}} \approx 10(1 - \frac{1}{3} \cdot \frac{1}{250}) \approx 9.9867.$$

例 2.7 求极限

(1) $\lim\limits_{x \to 0} \dfrac{\sin x - x}{\ln(1 + x^3)}$;　　　(2) $\lim\limits_{x \to +\infty}[x - x^2 \ln(1 + \frac{1}{x})]$;

(3) $\lim\limits_{x \to 0^+} (\frac{1}{x})^{\tan x}$.

解　(1) $\lim\limits_{x \to 0} \dfrac{\sin x - x}{\ln(1 + x^3)}$

$$= \lim\limits_{x \to 0} \frac{\cos x - 1}{(1 + x^3)^{-1} \cdot 3x^2} \quad (\frac{0}{0} \text{型,利用洛必达法则})$$

$$= -\frac{1}{3} \lim\limits_{x \to 0} \frac{1 - \cos x}{x^2} = -\frac{1}{3} \lim\limits_{x \to 0} \frac{\frac{1}{2}x^2}{x^2} \quad (\text{等价无穷小替换})$$

$$= -\frac{1}{6}.$$

(2)**解 1**　$\lim\limits_{x \to +\infty}[x - x^2 \ln(1 + \frac{1}{x})]$

$$= \lim\limits_{x \to +\infty} \frac{\frac{1}{x} - \ln(1 + \frac{1}{x})}{\frac{1}{x^2}}$$

$$= \lim\limits_{x \to +\infty} \frac{-\frac{1}{x^2} - \frac{x}{1+x}(-\frac{1}{x^2})}{-\frac{2}{x^3}} \quad (\frac{0}{0} \text{型,利用洛必达法则})$$

$$= \lim\limits_{x \to +\infty} \frac{x}{2(1+x)} = \frac{1}{2}.$$

解 2　$\lim\limits_{x \to +\infty}[x - x^2 \ln(1 + \frac{1}{x})]$

$$(\text{令} \frac{1}{x} = t, \text{当} x \to +\infty \text{时} t \to 0^+, \text{化为} \frac{0}{0} \text{型})$$

$$= \lim\limits_{t \to 0^+} \frac{t - \ln(1 + t)}{t^2}$$

$$= \lim\limits_{t \to 0^+} \frac{1 - \frac{1}{1+t}}{2t} = \lim\limits_{t \to 0^+} \frac{1}{2(1+t)} = \frac{1}{2}.$$

(3)令 $f(x) = (\frac{1}{x})^{\tan x}$,则 $\ln f(x) = \tan x \ln \frac{1}{x} = -\tan x \ln x$.

因为 $\lim\limits_{x \to 0^+} \ln f(x) = -\lim\limits_{x \to 0^+} \tan x \ln x = -\lim\limits_{x \to 0^+} \dfrac{\ln x}{\cot x}$

知识点: 求未定式极限的方法.

要点: 洛必达法则与等价无穷小替换、求出式中非零因子的极限值等结合起来简化计算.

点评: 题(1)主要利用了洛必达法则和等价无穷小替换;题(2)的解 2 借助了变量代换把"$\infty - \infty$"型未定式化成了"$\frac{0}{0}$"型未定式. 题(3)为 ∞^0 型未定式,先取对数然后转换为"$\frac{0}{0}$"或"$\frac{\infty}{\infty}$",再使用洛必达法则.

$$= \lim_{x \to 0^+} \frac{\frac{1}{x}}{\csc^2 x} = \lim_{x \to 0^+} \frac{\sin^2 x}{x} = 0 ,$$

故
$$\lim_{x \to 0^+} \left(\frac{1}{x}\right)^{\tan x} = 1 .$$

例 2.8 已知曲线 $y = ax^2 + bx + c\ln x$ 有一拐点 $(1,2)$，且 $x = 1$ 是函数的极值点，求该曲线方程.

解 因为函数 $y = ax^2 + bx + c\ln x$ 二阶可导，点 $(1,2)$ 是曲线的拐点，$x = 1$ 是极值点，则有 $y'(1) = 0$ 及 $y''(1) = 0$，于是

$$y(1) = \left(ax^2 + bx + c\ln x\right)\big|_{x=1} = a + b = 2 ;$$

$$y'(1) = \left(2ax + b + \frac{c}{x}\right)\big|_{x=1} = 2a + b + c = 0 ;$$

$$y''(1) = \left(2a - \frac{c}{x^2}\right)\big|_{x=1} = 2a - c = 0 ,$$

得

$$a = -\frac{2}{3} , b = \frac{8}{3} , c = -\frac{4}{3} ,$$

故所求曲线方程为 $y = -\dfrac{2}{3}x^2 + \dfrac{8}{3}x - \dfrac{4}{3}\ln x$.

> **知识点**：极值点、拐点的概念.
>
> **要点**：可导函数 $f(x)$ 的极值点必定是它的驻点. 使函数 $f(x)$ 的二阶导数 $f''(x) = 0$ 及 $f''(x)$ 不存在的点可能为拐点.

例 2.9 证明不等式：

当 $0 < x < 1$ 时，$\ln^2(1+x) < 2x - 2\ln(1+x)$.

证明 设 $f(x) = \ln^2(x+1) - 2x + 2\ln(x+1)$，则

$$f'(x) = 2\ln(x+1) \cdot \frac{1}{x+1} - 2 + 2\frac{1}{x+1}$$

$$= \frac{2\ln(x+1) - 2x}{x+1} = \frac{2}{x+1}[\ln(x+1) - x] .$$

设 $g(x) = \ln(x+1) - x$，则

$$g'(x) = \frac{1}{x+1} - 1 = \frac{-x}{x+1} ,$$

当 $0 < x < 1$ 时，$g'(x) < 0$，知 $g(x)$ 为单调减少函数，

即 $g(x) = \ln(x+1) - x < g(0) = 0$，

从而有 $f'(x) < 0$，$f(x)$ 为单调减少函数，

所以当 $0 < x < 1$ 时，有 $f(x) < f(0) = 0$，得证.

> **知识点**：证明不等式.
>
> **要点**：构造辅助函数，利用导数判定单调性，利用单调性证明不等式.
>
> **点评**：如果在给定区间 (a, b) 上不能判定一阶导数的符号，则可进一步求出二阶导数，通过二阶导数的符号来判定一阶导数的单调性，再确定一阶导数的符号，进而判定函数的单调性证明不等式.

例 2.10 $1 \sim 9$ 个月婴儿体重 W（单位：g）的增长与月龄 t 的关系有经验公式

$$\ln W - \ln(341.5 - W) = k(t - 1.66) , (k > 0)$$

> **知识点**：将实际问题归结为求某一函数的最大值和最小值问题.

问 t 为何值时,婴儿的体重增长率 v 最快?

解 对经验公式两边关于 t 求导,

$$\frac{1}{W} \cdot \frac{dW}{dt} + \frac{1}{341.5 - W} \cdot \frac{dW}{dt} = k,$$

从而得增长率

$$v(t) = \frac{dW}{dt} = \frac{k}{341.5} W(341.5 - W),$$

而

$$v'(t) = \frac{d^2W}{dt^2} = \frac{k}{341.5}(341.5 - 2W) \cdot \frac{dW}{dt}.$$

令 $v'(t) = 0$,得到唯一的驻点 $W = \dfrac{341.5}{2}$,代入经验公式有

$$\ln \frac{341.5}{2} - \ln(341.5 - \frac{341.5}{2}) = k(t - 1.66),$$

得 $t = 1.66$.

接下来,我们比较增长率 $v(t)$ 在可能的最值点:$t = 1$、$t = 1.66$ 和 $t = 9$ 处的值.

由经验公式 $\ln W - \ln(341.5 - W) = k(t - 1.66)$,整理得

$$\frac{W}{341.5 - W} = e^{k(t-1.66)},$$

简洁起见,令 $e^{k(t-1.66)} = A$,则 A 是关于时间 t 的单调递增函数,且 $A > 0$,进而有

$$W = \frac{341.5A}{1 + A},$$

将上式代入增长率 $v(t)$ 中,得

$$v(t) = 341.5k \cdot \frac{1}{A + \frac{1}{A} + 2},$$

因此当 $A = 1$,即 $t = 1.66$ 时,婴儿的体重增长率 v 最快.

例 2.11 Gompertz 曲线用于描述肿瘤生长规律,其表达式为函数 $W = ae^{-be^{-kt}}$,其中 a, b, k 均为正常数,画出其大致图形.

解 (1)函数 $W = ae^{-be^{-kt}}$ 的定义域为 $[0, +\infty)$,该函数无间断点.

(2)求出 $W' = abke^{-kt-be^{-kt}} > 0$,$W'' = -abk^2(1 - be^{-kt})e^{-kt-be^{-kt}}$,令 $W'' = 0$,得 $t = \dfrac{\ln b}{k}$,$(b > 1)$,此时曲线增长速度最快.

要点: 实际问题求最值有大致以下几个步骤:(1)根据实际问题列出函数表达式及其定义区间;(2)求出该函数在定义区间上的可能最值点;(3)结合实际问题确定最值.

点评: 通常,如果根据实际问题的性质可以确定 $f(x)$ 的最值一定在区间内部取得,且 $f(x)$ 在定义区间内部只有一个驻点 x_0,则不必讨论 $f(x_0)$ 是不是极值,就可以断定 $f(x_0)$ 是最值. 而本题中,我们并不能确定增长率 $v(t)$ 的最大值一定在区间 $(1,9)$ 内部取得,故计算了 $v(t)$ 在驻点 $t = 1.66$ 以及区间端点 $t = 1$ 和 $t = 9$ 的函数值,最终确定了最值.

知识点: 函数图形的描绘.

要点: 描绘函数图形的一般步骤为:(1)确定函数 $y = f(x)$ 的定义域;(2)求出 $f'(x), f''(x)$ 的零点及不存在点,并利

（3）由于 $\lim\limits_{t\to+\infty}W=a$ ，$\lim\limits_{t\to+\infty}\dfrac{W}{t}=0$；由此可知其水平渐近线为 $W=a$；该曲线无垂直渐近线.

（4）列表讨论各部分区间内相应曲线弧的升降、凹凸及极值点和拐点，并作图.

t	$\left[0,\dfrac{\ln b}{k}\right)$	$\dfrac{\ln b}{k}$	$\left(\dfrac{\ln b}{k},+\infty\right)$
W'	$+$	$+$	$+$
W''	$+$	0	$-$
$W(t)$	↗∪	拐点 $\left(\dfrac{\ln b}{k},\dfrac{a}{e}\right)$	↗∩

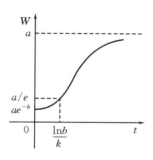

用这些点划分区间，在各个区间上确定函数图形的升降和凹凸、极值点和拐点；（3）确定函数图形的渐近线；（4）补充一些特殊点（如曲线和坐标轴的交点）画出图形.

五、教材习题全解

习题 2—1

1. 选择题

（1）函数 $y=\sqrt[3]{x^2}$ 在 $x=0$ 处（　　　）.

A. 无定义　　　　B. 极限不存在　　　　C. 不连续　　　　D. 不可导

（2）若函数 $f(x)$ 在点 x_0 处可导，则 $|f(x)|$ 在点 x_0 处（　　　）.

A. 必可导　　　　　　　　　　　B. 连续但不一定可导

C. 一定不可导　　　　　　　　　D. 不连续

（3）设 $f(x)=x|x|$ ，则 $f'(0)$ 为（　　　）.

A. 0　　　　　　B. 1　　　　　　C. -1　　　　　　D. 不存在

解　（1）D　**提示**：由于 $f'(0)=\lim\limits_{x\to0}\dfrac{f(x)-f(0)}{x-0}=\lim\limits_{x\to0}\dfrac{\sqrt[3]{x^2}}{x}=\lim\limits_{x\to0}x^{-\frac{1}{3}}$ 不存在，故函数 $y=\sqrt[3]{x^2}$ 在 $x=0$ 处不可导.

（2）B　**提示**：例如函数 $f(x)=x$ 在 $x=0$ 处可导，$|f(x)|$ 在 $x=0$ 处连续，但在 $x=0$ 处不可导.

（3）A　提示：由于 $f'(0) = \lim\limits_{x \to 0} \dfrac{f(x) - f(0)}{x - 0} = \lim\limits_{x \to 0} \dfrac{x|x|}{x} = \lim\limits_{x \to 0} |x| = 0$，故选 A.

2. 设某种细菌繁殖的数量 N 可近似表示为 $N = 1000 + 52t + t^2$，其中时间 t 以小时计，试计算从 $t = 2$ 到 $t = 2 + \Delta t$ 之间的平均繁殖速率，并计算当 $\Delta t = 0.1, \Delta t = 0.01$ 时的平均繁殖速率，再计算 $t = 2$ 时的瞬时繁殖速率.

解　时间 t 从 $t = 2$ 到 $t = 2 + \Delta t$ 时，

$$\begin{aligned}\Delta N &= [1000 + 52(2 + \Delta t) + (2 + \Delta t)^2] - [1000 + 52 \times 2 + 2^2] \\ &= 56\Delta t + (\Delta t)^2.\end{aligned}$$

$t = 2$ 到 $t = 2 + \Delta t$ 间的平均繁殖速率为 $\bar{v} = \dfrac{\Delta N}{\Delta t} = 56 + \Delta t$；

当 $\Delta t = 0.1$ 时平均繁殖速率为 $\bar{v} = 56 + 0.1 = 56.1$；

当 $\Delta t = 0.01$ 时平均繁殖速率为 $\bar{v} = 56 + 0.01 = 56.01$；

当 $t = 2$ 时的瞬时繁殖速率为 $v = (1000 + 52t + t^2)'|_{t=2} = (52 + 2t)|_{t=2} = 56$.

3. 下列各题中均假定 $f'(x_0)$ 存在，按照导数定义观察下列极限，指出 A 表示什么.

（1）$\lim\limits_{\Delta x \to 0} \dfrac{f(x_0 - \Delta x) - f(x_0)}{\Delta x} = A$；

（2）$\lim\limits_{h \to 0} \dfrac{f(x_0 + h) - f(x_0)}{h} = A$；

（3）$\lim\limits_{h \to 0} \dfrac{f(x_0 + h) - f(x_0 - h)}{h} = A$；

（4）$\lim\limits_{x \to 0} \dfrac{f(x)}{x} = A$，其中 $f(0) = 0$ 且 $f'(0)$ 存在.

解　（1）$A = \lim\limits_{\Delta x \to 0} \dfrac{f(x_0 - \Delta x) - f(x_0)}{\Delta x} = -\lim\limits_{\Delta x \to 0} \dfrac{f(x_0 - \Delta x) - f(x_0)}{-\Delta x} = -f'(x_0)$.

（2）$A = \lim\limits_{h \to 0} \dfrac{f(x_0 + h) - f(x_0)}{h} = f'(x_0)$.

（3）$A = \lim\limits_{h \to 0} \dfrac{f(x_0 + h) - f(x_0 - h)}{h}$

$\quad = \lim\limits_{h \to 0} \dfrac{[f(x_0 + h) - f(x_0)] - [f(x_0 - h) - f(x_0)]}{h}$

$\quad = \lim\limits_{h \to 0} \left(\dfrac{f(x_0 + h) - f(x_0)}{h} + \dfrac{f(x_0 - h) - f(x_0)}{-h} \right) = 2f'(x_0)$.

（4）$A = \lim\limits_{x \to 0} \dfrac{f(x)}{x} = \lim\limits_{x \to 0} \dfrac{f(x) - f(0)}{x - 0} = f'(0)$.

4. 求下列函数的导数.

（1）$y = x^4$；　　　　（2）$y = \sqrt[3]{x^2}$；　　　　（3）$y = \dfrac{1}{\sqrt{x}}$；

（4）$y = \dfrac{1}{x^2}$；　　　　（5）$y = x^{1.6}$；　　　　（6）$y = x^3 \sqrt[5]{x}$.

解　$(1) y' = (x^4)' = 4x^3$.　　　　　　　$(2) y' = (x^{\frac{2}{3}})' = \dfrac{2}{3} x^{-\frac{1}{3}}$.

$(3) y' = (x^{-\frac{1}{2}})' = -\dfrac{1}{2} x^{-\frac{3}{2}}$.　　　　　$(4) y' = (x^{-2})' = -2x^{-3}$.

$(5) y' = (x^{1.6})' = 1.6 x^{0.6}$.　　　　　　$(6) y' = (x^{\frac{16}{5}})' = \dfrac{16}{5} x^{\frac{11}{5}}$.

5. 求曲线 $y = \ln x$ 在点 $M(e,1)$ 处的切线方程.

解　因为曲线 $y = \ln x$ 在点 $M(e,1)$ 处的斜率为 $k = y'|_{x=e} = \dfrac{1}{x}\Big|_{x=e} = \dfrac{1}{e}$,

所以曲线 $y = \ln x$ 在点 $M(e,1)$ 处的切线方程为 $y - 1 = \dfrac{1}{e}(x - e)$,

即　　　　　　　　　　　　　　$x - ey = 0$.

6. 求曲线 $y = 2\sin x + x^2$ 上 $x = 0$ 处的切线方程和法线方程.

解　当 $x = 0$ 时, $y = 0$, $(2\sin x + x^2)'|_{x=0} = (2\cos x + 2x)|_{x=0} = 2$,

于是　　　　　　　　　　$k_{切} = 2$, $k_{法} = -\dfrac{1}{2}$,

故曲线在点 $(0,0)$ 处的切线方程为 $y - 0 = 2(x - 0)$, 即 $2x - y = 0$.

故曲线在点 $(0,0)$ 处的法线方程为 $y - 0 = -\dfrac{1}{2}(x - 0)$, 即 $x + 2y = 0$.

7. 设函数 $f(x) = \begin{cases} x^2, & x \leqslant 1 \\ ax + b, & x > 1 \end{cases}$, 为了使函数 $f(x)$ 在 $x = 1$ 处连续且可导, a、

b 应取什么值?

解　要函数 $f(x)$ 在 $x = 1$ 处连续, 应有

$$\lim_{x \to 1^+} f(x) = \lim_{x \to 1^-} f(x) = f(1), \text{ 即 } 1 = a + b$$

要函数 $f(x)$ 在 $x = 1$ 处可导, 应有 $f'_-(1) = f'_+(1)$, 而

$$f'_-(1) = \lim_{x \to 1^-} \frac{f(x) - f(1)}{x - 1} = \lim_{x \to 1^-} \frac{x^2 - 1}{x - 1} = 2 ,$$

$$f'_+(1) = \lim_{x \to 1^+} \frac{f(x) - f(1)}{x - 1} = \lim_{x \to 1^+} \frac{ax + b - 1}{x - 1}$$

$$= \lim_{x \to 1^+} \frac{a(x - 1) + a + b - 1}{x - 1}$$

$$= \lim_{x \to 1^+} \frac{a(x - 1)}{x - 1} = a ,$$

故有　　　　　　　　　　$a = 2, b = -1$.

8. 设 $f(x) = \begin{cases} x^2, & x \leqslant 0 \\ \cos x, & x > 0 \end{cases}$, 求 $f'(0)$.

解 由于 $\lim\limits_{x\to 0^-}f(x)=\lim\limits_{x\to 0^-}x^2=0$，$\lim\limits_{x\to 0^+}f(x)=\lim\limits_{x\to 0^+}\cos x=1$，

故函数 $f(x)$ 在 $x=0$ 处不连续，从而不可导，$f'(0)$ 不存在．

9. 已知 $f(x)=\begin{cases}x^2, & x\geqslant 0 \\ -x, & x<0\end{cases}$，求 $f'_+(0)$ 及 $f'_-(0)$，又 $f'(0)$ 是否存在？

解
$$f'_-(0)=\lim\limits_{x\to 0^-}\frac{f(x)-f(0)}{x-0}=\lim\limits_{x\to 0^-}\frac{-x-0}{x}=-1,$$
$$f'_+(0)=\lim\limits_{x\to 0^+}\frac{f(x)-f(0)}{x-0}=\lim\limits_{x\to 0^+}\frac{x^2-0}{x}=0,$$

由于 $f'_+(0)\neq f'_-(0)$，故 $f'(0)$ 不存在．

10. 讨论下列函数在 $x=0$ 处的连续性与可导性．

$(1)\ y=|\sin x|$；$\quad(2)\ y=\begin{cases}x\sin\dfrac{1}{x}, & x\neq 0 \\ 0, & x=0\end{cases}$；$\quad(3)\ y=\begin{cases}x^2\sin\dfrac{1}{x}, & x\neq 0 \\ 0, & x=0\end{cases}$．

解 $(1)\ \lim\limits_{x\to 0}f(x)=\lim\limits_{x\to 0}|\sin x|=0=f(0)$，故 $y=|\sin x|$ 在 $x=0$ 点处连续．

又
$$f'_-(0)=\lim\limits_{x\to 0^-}\frac{f(x)-f(0)}{x-0}=\lim\limits_{x\to 0^-}\frac{-\sin x}{x}=-1,$$
$$f'_+(0)=\lim\limits_{x\to 0^+}\frac{f(x)-f(0)}{x-0}=\lim\limits_{x\to 0^+}\frac{\sin x}{x}=1,$$

$f'_+(0)\neq f'_-(0)$，所以 $y=|\sin x|$ 在 $x=0$ 点处不可导．

(2) 因为 $\lim\limits_{x\to 0}f(x)=\lim\limits_{x\to 0}x\sin\dfrac{1}{x}=0=f(0)$，故函数在 $x=0$ 点处连续．

又
$$f'(0)=\lim\limits_{x\to 0}\frac{f(x)-f(0)}{x-0}=\lim\limits_{x\to 0}\frac{x\sin\dfrac{1}{x}}{x}=\lim\limits_{x\to 0}\sin\dfrac{1}{x},$$

上面的极限不存在，所以函数在 $x=0$ 点处不可导．

(3) 因为 $\lim\limits_{x\to 0}f(x)=\lim\limits_{x\to 0}x^2\sin\dfrac{1}{x}=0=f(0)$，故函数在 $x=0$ 点处连续．

又
$$f'(0)=\lim\limits_{x\to 0}\frac{f(x)-f(0)}{x-0}=\lim\limits_{x\to 0}\frac{x^2\sin\dfrac{1}{x}}{x}=\lim\limits_{x\to 0}x\sin\dfrac{1}{x}=0,$$

所以函数在 $x=0$ 点处可导．

习题 2－2

1. 求下列函数的导数

$(1)\ y=x^a+a^x+a^a$；$\qquad\qquad(2)\ y=\sqrt{3x}+\sqrt[3]{x}-\dfrac{1}{x}$；

$(3)\ y=x\tan x\ln x$；$\qquad\qquad(4)\ y=\dfrac{1+x^2}{1-x^2}$．

解　(1) $y' = (x^a)' + (a^x)' + (a^a)' = ax^{a-1} + a^x \ln a$.

(2) $y' = (\sqrt{3x})' + (\sqrt[3]{x})' - (\frac{1}{x})' = \sqrt{3}(x^{\frac{1}{2}})' + (x^{\frac{1}{3}})' - (x^{-1})' = \frac{\sqrt{3}}{2}x^{-\frac{1}{2}} + \frac{1}{3}x^{-\frac{2}{3}} + x^{-2}$.

(3) $y' = (x)' \tan x \ln x + x(\tan x)' \ln x + x \tan x (\ln x)' = \tan x \ln x + x \sec^2 x \ln x + \tan x$.

(4)**解 1**　$y' = \left(2\frac{1}{1-x^2} - 1\right)' = -2\frac{(1-x^2)'}{(1-x^2)^2} = -2\frac{-2x}{(1-x^2)^2} = \frac{4x}{(1-x^2)^2}$.

　解 2　$y' = \dfrac{(1+x^2)'(1-x^2) - (1+x^2)(1-x^2)'}{(1-x^2)^2}$

$\qquad = \dfrac{2x(1-x^2) - (1+x^2)(-2x)}{(1-x^2)^2}$

$\qquad = \dfrac{4x}{(1-x^2)^2}$.

2. 求下列函数的导数

(1) $y = (2x+5)^4$;

(2) $y = \ln(1-x)$;

(3) $y = \ln\sin(x+1)$;

(4) $y = \left(ax + \dfrac{b}{x}\right)^n$;

(5) $y = (1 + \sin^2 x)^4$;

(6) $y = \sqrt{x + \sqrt{x}}$;

(7) $y = \ln(x + \sqrt{x^2 + n^2})$;

(8) $y = \sin\ln x + \ln\cos x$;

(9) $y = \arctan\dfrac{x+1}{x-1}$;

(10) $y = x\arcsin\dfrac{x}{2} + \sqrt{4-x^2}$;

(11) $y = e^{-\sin^2\frac{1}{x}}$;

(12) $y = \ln\tan\dfrac{x}{2} - \cos x \cdot \ln\tan x$.

解　(1) $y' = 4(2x+5)^3 \cdot 2 = 8(2x+5)^3$.

(2) $y' = \dfrac{1}{1-x} \cdot (-1) = \dfrac{1}{x-1}$.

(3) $y' = \dfrac{1}{\sin(x+1)} \cdot [\sin(x+1)]' = \dfrac{1}{\sin(x+1)} \cdot \cos(x+1) \cdot 1 = \cot(x+1)$.

(4) $y' = n\left(ax + \dfrac{b}{x}\right)^{n-1} \cdot \left(a - \dfrac{b}{x^2}\right)$.

(5) $y' = 4(1 + \sin^2 x)^3 \cdot 2\sin x \cdot \cos x = 4(1 + \sin^2 x)^3 \cdot \sin 2x$.

(6) $y' = \dfrac{1}{2\sqrt{x + \sqrt{x}}} \cdot (x + \sqrt{x})' = \dfrac{1}{2\sqrt{x + \sqrt{x}}} \cdot \left(1 + \dfrac{1}{2\sqrt{x}}\right) = \dfrac{2\sqrt{x} + 1}{4\sqrt{x}\,\sqrt{x + \sqrt{x}}}$.

(7) $y' = \dfrac{1}{x + \sqrt{x^2 + n^2}} \cdot \left(1 + \dfrac{2x}{2\sqrt{x^2 + n^2}}\right) = \dfrac{1}{x + \sqrt{x^2 + n^2}} \cdot \dfrac{\sqrt{x^2 + n^2} + x}{\sqrt{x^2 + n^2}}$

$\qquad = \dfrac{1}{\sqrt{x^2 + n^2}}$.

(8) $y' = \cos\ln x \cdot \dfrac{1}{x} + \dfrac{1}{\cos x} \cdot (-\sin x) = \dfrac{\cos\ln x}{x} - \tan x$.

(9) $y' = \dfrac{1}{1 + \left(\dfrac{x+1}{x-1}\right)^2} \cdot \dfrac{(x-1) - (x+1)}{(x-1)^2} = \dfrac{-2}{(x-1)^2 + (x+1)^2} = -\dfrac{1}{x^2 + 1}$.

(10) $y' = \arcsin\dfrac{x}{2} + x \dfrac{1}{\sqrt{1 - \left(\dfrac{x}{2}\right)^2}} \cdot \dfrac{1}{2} + \dfrac{1}{2} \dfrac{1}{\sqrt{4 - x^2}} \cdot (-2x)$

$\qquad = \arcsin\dfrac{x}{2} + \dfrac{x}{\sqrt{4 - x^2}} - \dfrac{x}{\sqrt{4 - x^2}} = \arcsin\dfrac{x}{2}$.

(11) $y' = e^{-\sin^2 \frac{1}{x}} \cdot (-\sin^2 \dfrac{1}{x})' = e^{-\sin^2 \frac{1}{x}} \cdot (-2\sin\dfrac{1}{x}) \cdot (\cos\dfrac{1}{x}) \cdot (-\dfrac{1}{x^2})$

$\qquad = \dfrac{1}{x^2}\sin\dfrac{2}{x} e^{-\sin^2 \frac{1}{x}}$.

(12) $y' = \dfrac{1}{\tan\dfrac{x}{2}} \sec^2 \dfrac{x}{2} \cdot \dfrac{1}{2} + \sin x \cdot \ln\tan x - \cos x \cdot \dfrac{1}{\tan x} \sec^2 x$

$\qquad = \dfrac{1}{\sin\dfrac{x}{2} \cdot \cos\dfrac{x}{2}} \cdot \dfrac{1}{2} + \sin x \cdot \ln\tan x - \dfrac{1}{\sin x}$

$\qquad = \dfrac{1}{\sin x} + \sin x \cdot \ln\tan x - \dfrac{1}{\sin x} = \sin x \cdot \ln\tan x$.

3. 求下列函数的导数

(1) $y = \left(\dfrac{x}{1+x}\right)^x$;

(2) $y = (1 + x^2)^{\sin x}$;

(3) $y = (\sin x)^{\cos x}$;

(4) $y = \sqrt[3]{\dfrac{x(x^3 + 1)}{(x-1)^2}}$;

(5) $y = \dfrac{(x-2)^3 \sqrt{x-5}}{\sqrt[3]{x+1}}$;

(6) $y = \sqrt{(x\sin x)\sqrt{1 - e^x}}$.

解 (1)在 $y = \left(\dfrac{x}{1+x}\right)^x$ 两端取对数,得

$$\ln y = x[\ln x - \ln(1+x)],$$

上式两端分别对 x 求导,注意到 $y = y(x)$,得

$$\dfrac{1}{y}y' = [\ln x - \ln(1+x)] + x\left(\dfrac{1}{x} - \dfrac{1}{1+x}\right) = \ln\dfrac{x}{1+x} + \dfrac{1}{1+x},$$

于是 $\qquad\qquad y' = \left(\dfrac{x}{1+x}\right)^x \left(\ln\dfrac{x}{1+x} + \dfrac{1}{1+x}\right)$.

(2)**解** 1 在 $y = (1 + x^2)^{\sin x}$ 两端取对数,得

$$\ln y = \sin x \ln(1 + x^2),$$

上式两端分别对 x 求导,注意到 $y = y(x)$,得

$$\frac{1}{y}y' = \cos x\ln(1+x^2) + \sin x\frac{2x}{1+x^2} ,$$

于是　　　　　　$y' = (1+x^2)^{\sin x}\left(\cos x\ln(1+x^2) + \frac{2x\sin x}{1+x^2}\right).$

　　解 2　$y' = (e^{\sin x\ln(1+x^2)})' = e^{\sin x\ln(1+x^2)}\cdot\left[\cos x\ln(1+x^2) + \sin x\frac{2x}{1+x^2}\right]$

$$= (1+x^2)^{\sin x}\left(\cos x\ln(1+x^2) + \frac{2x\sin x}{1+x^2}\right).$$

　　(3)在 $y = (\sin x)^{\cos x}$ 两端取对数,得

$$\ln y = \cos x\ln\sin x ,$$

上式两端分别对 x 求导,注意到 $y = y(x)$,得

$$\frac{1}{y}y' = -\sin x\ln\sin x + \frac{\cos^2 x}{\sin x} ,$$

于是　　　　　　$y' = (\sin x)^{\cos x}(\cos x\cdot\cot x - \sin x\ln\sin x).$

　　(4)在 $y = \sqrt[3]{\dfrac{x(x^3+1)}{(x-1)^2}}$ 两端取对数,得

$$\ln y = \frac{1}{3}\left[\ln x + \ln(x^3+1) - 2\ln(x-1)\right] ,$$

上式两端分别对 x 求导,注意到 $y = y(x)$,得

$$\frac{1}{y}y' = \frac{1}{3}\left(\frac{1}{x} + \frac{3x^2}{x^3+1} - \frac{2}{x-1}\right) ,$$

于是　　　　　　$y' = \frac{1}{3}\sqrt[3]{\dfrac{x(x^3+1)}{(x-1)^2}}\left(\frac{1}{x} + \frac{3x^2}{x^3+1} - \frac{2}{x-1}\right).$

　　(5)在 $y = \dfrac{(x-2)^3\sqrt{x-5}}{\sqrt[3]{x+1}}$ 两端取对数,得

$$\ln y = 3\ln(x-2) + \frac{1}{2}\ln(x-5) - \frac{1}{3}\ln(x+1) ,$$

上式两端分别对 x 求导,注意到 $y = y(x)$,得

$$\frac{1}{y}y' = \frac{3}{x-2} + \frac{1}{2(x-5)} - \frac{1}{3(x+1)} ,$$

于是　　　　$y' = \dfrac{(x-2)^3\sqrt{x-5}}{\sqrt[3]{x+1}}\left(\frac{3}{x-2} + \frac{1}{2(x-5)} - \frac{1}{3(x+1)}\right).$

　　(6)在 $y = \sqrt{(x\sin x)\sqrt{1-e^x}}$ 两端取对数,得

$$\ln y = \frac{1}{2}\ln x + \frac{1}{2}\ln\sin x + \frac{1}{4}\ln(1-e^x) ,$$

上式两端分别对 x 求导,注意到 $y = y(x)$,得

$$\frac{1}{y}y' = \frac{1}{2x} + \frac{\cos x}{2\sin x} + \frac{-e^x}{4(1-e^x)} ,$$

于是

$$y' = \frac{1}{2}\sqrt{(x\sin x)\sqrt{1-e^x}}\left(\frac{1}{x} + \cot x - \frac{e^x}{2(1-e^x)}\right).$$

4. 求下列方程确定的隐函数的导数

(1) $x^3 + y^3 - 3axy = 0$;　　　　(2) $xy = e^{x+y}$.

解 (1)方程两端分别对 x 求导,得

$$3x^2 + 3y^2y' - 3ay - 3axy' = 0 ,$$

于是

$$y' = \frac{ay - x^2}{y^2 - ax} .$$

(2)方程两端分别对 x 求导,得

$$y + xy' = e^{x+y}(1+y') ,$$

于是

$$y' = \frac{e^{x+y} - y}{x - e^{x+y}} .$$

5. 求下列函数的二阶导数

(1) $y = x\ln x$;　　　　(2) $y = \arctan(1-x)$.

解 (1) $y' = \ln x + x \cdot \frac{1}{x} = \ln x + 1$, $y'' = \frac{1}{x}$.

(2) $y' = \frac{-1}{1+(1-x)^2}$, $y'' = \frac{-2(1-x)}{(1+(1-x)^2)^2} = \frac{2(x-1)}{(x^2-2x+2)^2}$.

6. 求曲线 $x^{\frac{2}{3}} + y^{\frac{2}{3}} = a^{\frac{2}{3}}$ 在点 $(\frac{\sqrt{2}}{4}a, \frac{\sqrt{2}}{4}a)$ 处的切线方程和法线方程.

解 由导数的几何意义知,所求切线的斜率为 $k = y'|_{(\frac{\sqrt{2}}{4}a, \frac{\sqrt{2}}{4}a)}$,
在曲线方程两端分别对 x 求导,得

$$\frac{2}{3}x^{-\frac{1}{3}} + \frac{2}{3}y^{-\frac{1}{3}}y' = 0 ,$$

从而

$$y' = -\frac{x^{-\frac{1}{3}}}{y^{-\frac{1}{3}}} , k = y'|_{(\frac{\sqrt{2}}{4}a, \frac{\sqrt{2}}{4}a)} = -1 .$$

于是,所求的切线方程为

$$y - \frac{\sqrt{2}}{4}a = -(x - \frac{\sqrt{2}}{4}a) , 即 x + y = \frac{\sqrt{2}}{2}a .$$

法线方程为

$$y - \frac{\sqrt{2}}{4}a = x - \frac{\sqrt{2}}{4}a , 即 x - y = 0 .$$

7.设函数 $y = y(x)$ 由方程 $e^y + xy = e$ 所确定,求 $y''(0)$.

解 应用隐函数的求导方法,得

$$y'e^y + y + xy' = 0$$

上式两端再对 x 求导,得

$$y''e^y + (y')^2 e^y + y' + y' + xy'' = 0 ,$$

于是

$$y'' = -\frac{(y')^2 e^y + 2y'}{x + e^y} .$$

当 $x = 0$ 时,由方程 $e^y + xy = e$ 解得 $y|_{x=0} = 1$,则有

$$y'|_{x=0} = -e^{-1} , \quad y''|_{x=0} = -\frac{(y')^2 e^y + 2y'}{x + e^y}\Big|_{x=0} = \frac{1}{e^2} .$$

8.以初速度 v_0 竖直上抛的物体,其上升高度 s 与时间 t 的关系是 $s = v_0 t - \frac{1}{2}gt^2$. 求 (1)该物体的速度 $v(t)$;(2)该物体达到最高点的时刻.

解 (1) $v(t) = \dfrac{\mathrm{d}s}{\mathrm{d}t} = v_0 - gt$.

(2)物体达到最高点时 $v = 0$,即 $v_0 - gt = 0$,故 $t = \dfrac{v_0}{g}$.

9.许多肿瘤的生长规律为 $V(t) = V_0 e^{\frac{A}{\alpha}(1-e^{-\alpha t})}$,其中 $V(t)$ 表示 t 时刻的肿瘤的大小(体积或重量), V_0 为开始观察时($t = 0$)肿瘤的大小, α 和 A 为常数.问肿瘤 t 时刻的增长速度是多少?

解 肿瘤在 t 时刻的增长速度为

$$V' = V_0 e^{\frac{A}{\alpha}(1-e^{-\alpha t})}\left[\frac{A}{\alpha}(1-e^{-\alpha t})\right]' = \frac{AV_0}{\alpha} e^{\frac{A}{\alpha}(1-e^{-\alpha t})}(-e^{-\alpha t})(-\alpha)$$

$$= AV_0 e^{\frac{A}{\alpha}(1-e^{-\alpha t})} \cdot e^{-\alpha t} .$$

10.病人服药后,药物通过肾脏排泄的血药浓度 c 和时间 t 的关系为 $c(t) = c_0(1-e^{-kt})$, c_0 为血药初始浓度, k 为常数,求药物的排泄速率.

解 药物在 t 时刻的排泄速率为

$$c'(t) = -c_0 e^{-kt}(-k) = c_0 k e^{-kt} .$$

习题 2-3

1.函数 $y = f(x)$ 在某点可微分的含义是( ).

A. $\Delta y \approx A\Delta x$,其中 A 是常数;

B. Δy 与 Δx 成比例;

C. $\Delta y = A\Delta x + \alpha$，其中 A 与 Δx 无关，当 $\Delta x \to 0$ 时，$\alpha \to 0$；

D. $\Delta y = A\Delta x + \alpha$，其中 A 与 Δx 无关，当 $\Delta x \to 0$ 时，α 是 Δx 的高阶无穷小.

解 D 提示：函数 $y = f(x)$ 在点 x_0 可微分的含义为：给自变量 x 以增量 Δx，如果函数增量 $\Delta y = f(x_0 + \Delta x) - f(x_0)$ 可以表示为 $\Delta y = A \cdot \Delta x + o(\Delta x)$，其中 A 是不依赖于 Δx 的常数，$o(\Delta x)$ 是比 Δx 高阶的无穷小，则称函数 $y = f(x)$ 在点 x_0 处是可微的.

2. 已知 $y = x^3 - x$，计算在 $x = 2$ 处当 Δx 分别等于 $1, 0.1, 0.01$ 时的 Δy 及 dy，并加以比较，是否得出结论：当 Δx 愈小时，二者愈接近.

解 $\Delta y = [(x+\Delta x)^3 - (x+\Delta x)] - (x^3 - x) = 3x(\Delta x)^2 + 3x^2\Delta x + (\Delta x)^3 - \Delta x$，

$$dy = (3x^2 - 1)\Delta x，$$

于是

$\Delta y \big|_{\substack{x=2 \\ \Delta x=1}} = 6 \cdot 1 + 3 \cdot 4 \cdot 1 + 1^3 - 1 = 18$，$dy \big|_{\substack{x=2 \\ \Delta x=1}} = 11 \cdot 1 = 11$；

$\Delta y \big|_{\substack{x=2 \\ \Delta x=0.1}} = 6 \cdot (0.1)^2 + 3 \cdot 4 \cdot 0.1 + (0.1)^3 - 0.1 = 1.161$，

$dy \big|_{\substack{x=2 \\ \Delta x=0.1}} = 11 \cdot (0.1) = 1.1$；

$\Delta y \big|_{\substack{x=2 \\ \Delta x=0.01}} = 6 \cdot (0.01)^2 + 3 \cdot 4 \cdot 0.01 + (0.01)^3 - 0.01 = 0.110601$，

$dy \big|_{\substack{x=2 \\ \Delta x=0.01}} = 11 \cdot (0.01) = 0.11$.

可以看出，当 Δx 愈小时，Δy、dy 二者愈接近.

3. 函数 $y = f(x)$ 在点 x 处可微，当 $|\Delta x|$ 很小时，为什么可用 dy 近似地表示 Δy？有什么优点？

解 若函数 $y = f(x)$ 在点 x 处可微，则有

$$\Delta y = f'(x)\Delta x + o(\Delta x) = dy + o(\Delta x)$$

函数 $y = f(x)$ 的微分 dy 是该函数增量 Δy 的线性主部，两者之间仅相差一个比 Δx 高阶的无穷小量 $o(\Delta x)$. 当 $|\Delta x|$ 很小时，$|o(\Delta x)|$ 比 $|\Delta x|$ 要小很多，因此可用 dy 近似地表示 Δy，这种近似代替计算方便，可以达到很好的近似程度.

4. 将适当的函数填入下列括号内，使等式成立

(1) $d(\dfrac{3}{2}x^2) = ($ $)dx$；

(2) $d(e^{1-x^2}) = ($ $)dx$；

(3) $d(\tan 3x) = ($ $)dx$；

(4) $d($ $) = \dfrac{1}{1+2x}dx$；

(5) $d($ $) = \dfrac{1}{\sqrt{x}}dx$；

(6) $d($ $) = e^{-2x}dx$.

解 (1) $d(\dfrac{3}{2}x^2) = ($ $3x$ $)dx$.

(2) $d(e^{1-x^2}) = ($ $-2xe^{1-x^2}$ $)dx$.

(3) $d(\tan 3x) = ($ 　$3\sec^2 3x$ 　$)dx$．

(4) $d($ 　$\dfrac{1}{2}\ln(1+2x)+C$ 　$) = \dfrac{1}{1+2x}dx$．

(5) $d($ 　$2\sqrt{x}+C$ 　$) = \dfrac{1}{\sqrt{x}}dx$．

(6) $d($ 　$-\dfrac{1}{2}e^{-2x}+C$ 　$) = e^{-2x}dx$．

5. 求下列函数的微分

(1) $y = x^2+1-\sqrt[3]{1+x^2}$；　　　　　　(2) $y = \sqrt{x}(1+\sin^2 x)$；

(3) $y = \arctan e^x + \ln(1+x^2)$；　　　　(4) $y = \ln\arctan\dfrac{1}{x}$．

解　(1) $dy = y'dx = \left(2x - \dfrac{1}{3\sqrt[3]{(1+x^2)^2}}\cdot 2x\right)dx = \dfrac{2x(3\sqrt[3]{(1+x^2)^2}-1)}{3\sqrt[3]{(1+x^2)^2}}dx$．

(2) $dy = y'dx = \left[\dfrac{1}{2\sqrt{x}}(1+\sin^2 x)+\sqrt{x}\sin 2x\right]dx = \dfrac{1+\sin^2 x+2x\sin 2x}{2\sqrt{x}}dx$．

(3)**解 1**　$dy = y'dx = \left[\dfrac{e^x}{1+(e^x)^2}+\dfrac{2x}{1+x^2}\right]dx = \left(\dfrac{e^x}{1+e^{2x}}+\dfrac{2x}{1+x^2}\right)dx$．

解 2　$dy = d\arctan e^x + d\ln(1+x^2)$

$= \dfrac{1}{1+e^{2x}}de^x + \dfrac{1}{1+x^2}d(1+x^2)$

$= \left(\dfrac{e^x}{1+e^{2x}}+\dfrac{2x}{1+x^2}\right)dx$．

(4)**解 1**　$dy = y'dx = \left[\dfrac{1}{\arctan\dfrac{1}{x}}\cdot\dfrac{1}{1+\left(\dfrac{1}{x}\right)^2}\cdot\left(-\dfrac{1}{x^2}\right)\right]dx$

$= -\dfrac{1}{(1+x^2)\arctan\dfrac{1}{x}}dx$．

解 2　$dy = \dfrac{1}{\arctan\dfrac{1}{x}}d\arctan\dfrac{1}{x} = \dfrac{1}{\arctan\dfrac{1}{x}}\cdot\dfrac{1}{1+\left(\dfrac{1}{x}\right)^2}d\dfrac{1}{x}$

$= \dfrac{1}{\arctan\dfrac{1}{x}}\cdot\dfrac{1}{1+\left(\dfrac{1}{x}\right)^2}\cdot\left(-\dfrac{1}{x^2}\right)dx$

$= -\dfrac{1}{(1+x^2)\arctan\dfrac{1}{x}}dx$．

6.求近似值

(1) $\tan 46^0$ ；   (2) $\sqrt[5]{34}$.

解 (1)设 $f(x) = \tan x$ ，所以 $f'(x) = \sec^2 x$.

取 $x_0 = 45^o = \dfrac{\pi}{4}$ ，$\Delta x = 1^o = \dfrac{\pi}{180}$ ，因为 $f(x_0 + \Delta x) \approx f(x_0) + f'(x_0) \cdot \Delta x$ ，

所以 $\tan 46^o = \tan(45^o + 1^o) = \tan(\dfrac{\pi}{4} + \dfrac{\pi}{180})$

$$\approx \tan(\dfrac{\pi}{4}) + \tan'(\dfrac{\pi}{4}) \cdot \dfrac{\pi}{180}$$

$$= 1 + 2 \cdot \dfrac{\pi}{180} \approx 1 + 0.0349 = 1.0349 .$$

(2)因为 $\sqrt[5]{34} = \sqrt[5]{2^5 + 2} = \sqrt[5]{2^5(1 + \dfrac{1}{2^4})} = 2\sqrt[5]{1 + \dfrac{1}{2^4}}$ ，

当 $|x|$ 很小时，有 $\sqrt[n]{1 + x} \approx 1 + \dfrac{1}{n}x$ ，所以

$$\sqrt[5]{1 + \dfrac{1}{2^4}} \approx 1 + \dfrac{1}{5} \cdot \dfrac{1}{2^4} = 1 + \dfrac{1}{80} = 1.0125 .$$

故 $\sqrt[5]{34} \approx 2.025.$

7. 某放射性元素可用于对某疾病的放射治疗，已知该放射性元素的存在量 M（单位：mg）与时间 t（单位：h）的函数关系为 $M(t) = M_0 e^{-2.0782t}$ ，其中 M_0 为放射性元素的初始量，若 $M_0 = 30$ mg，问大约多长时间可放射出 5mg 剂量的放射性元素.

解 因为 $M'(t) = -2.0782 M_0 e^{-2.0782t}$ ，故
$$\Delta M \approx \mathrm{d}M = M'(t)\Delta t = -2.0782 M_0 e^{-2.0782t} \Delta t ,$$

得

$$\Delta t \approx -\dfrac{e^{2.0782t} \Delta M}{2.0782 M_0}$$

将初始量 $M_0 = 30$ ，$\Delta M = -5$ ，$t = 0$ 代入上式得

$$\Delta t \approx \dfrac{5}{2.0782 \times 30} \approx 0.08(\mathrm{h}) = 4.8(\mathrm{min})$$

即大约 4.8min 可放射出 5mg 剂量的放射性元素.

习题 2—4

1.选择题

(1)函数 $y = f(x)$ 在闭区间 $[a, b]$ 上连续，在开区间 (a, b) 内可导，$a < x_1 < x_2 < b$ ，则至少存在一点 ξ ，使（   ）.

A. $f(b) - f(a) = f'(\xi)(x_2 - x_1), \xi \in (x_1, x_2)$;

B. $f(x_2) - f(x_1) = f'(\xi)(x_2 - x_1), \xi \in (a, b)$;

C. $f(b) - f(a) = f'(\xi)(b - a), \xi \in (x_1, x_2)$;

D. $f(x_2) - f(x_1) = f'(\xi)(b - a), \xi \in (x_1, x_2)$.

（2）下列计算正确的是（ ）.

A. $\lim\limits_{x\to\infty} \dfrac{\arctan x}{x} = \lim\limits_{x\to\infty} \dfrac{(\arctan x)'}{(x)'} = \lim\limits_{x\to\infty} \dfrac{1}{1+x^2} = 0$;

B. $\lim\limits_{x\to\infty} \dfrac{x + \sin x}{x - \sin x} = \lim\limits_{x\to\infty} \dfrac{(x + \sin x)'}{(x - \sin x)'} = \lim\limits_{x\to\infty} \dfrac{1 + \cos x}{1 - \cos x} = \lim\limits_{x\to\infty} \dfrac{(1 + \cos x)'}{(1 - \cos x)'} = \lim\limits_{x\to\infty} \dfrac{-\sin x}{\sin x} = -1$;

C. $\lim\limits_{x\to\infty} \dfrac{x + \sin x}{x} = \lim\limits_{x\to\infty} \dfrac{(x + \sin x)'}{(x)'} = \lim\limits_{x\to\infty} (1 + \cos x)$，极限 $\lim\limits_{x\to\infty} \dfrac{x + \sin x}{x}$ 不存在；

D. $\lim\limits_{x\to\infty} \dfrac{1}{x} = 0$，又 $|\cos x| \leqslant 1$，所以 $\lim\limits_{x\to\infty} \dfrac{\cos x}{x} = \lim\limits_{x\to\infty} \dfrac{1}{x} \cos x = 0$.

（3）设 $y = f(x)$ 是方程 $y'' - 2y' + 4y = 0$ 的一个解，且 $f(x_0) > 0$，$f'(x_0) = 0$，则函数 $f(x)$ 在点 x_0 处（ ）.

A. 取得极大值；   B. 取得极小值；

C. 在某邻域内单调增加；   D. 在某邻域内单调减少.

（4）下列有关极值的命题中，正确的是（ ）.

A. 若 $y = f(x)$ 在 $x = x_0$ 处有 $f'(x_0) = 0$，则 $f(x)$ 在 $x = x_0$ 处必取得极值；

B. 若可导函数 $y = f(x)$ 在 $x = x_0$ 处取得极值，则必有 $f'(x_0) = 0$；

C. 极大值一定大于极小值；

D. 极大值就是最大值.

（5）当 $x > 0$，曲线 $y = x \sin \dfrac{1}{x}$ （ ）.

A. 有且仅有水平渐近线；   B. 有且仅有铅直渐近线；

C. 既有水平渐近线，也有铅直渐近线；   D. 既无水平渐近线，也无铅直渐近线.

解 1. B **提示**：选项 C 中应为 $\xi \in (a, b)$，此时未必有 $\xi \in (x_1, x_2)$.

2. D **提示**：选项 A 中 $|\arctan x| \leqslant \dfrac{\pi}{2}$，$\lim\limits_{x\to\infty} \dfrac{\arctan x}{x}$ 不是 $\dfrac{\infty}{\infty}$ 型，故不能使用洛必达法则；

选项 B 中 $\lim\limits_{x\to\infty} (1 + \cos x)$，$\lim\limits_{x\to\infty} (1 - \cos x)$ 不存在，则不能再次使用洛必达法则，正确的做法是 $\lim\limits_{x\to\infty} \dfrac{x + \sin x}{x - \sin x} = \lim\limits_{x\to\infty} \dfrac{1 + \dfrac{\sin x}{x}}{1 - \dfrac{\sin x}{x}} = 1$，因为 $\lim\limits_{x\to\infty} \dfrac{1}{x} = 0$，且 $|\sin x| \leqslant 1$ 为有界量，故

$$\lim_{x \to \infty} \frac{\sin x}{x} = \lim_{x \to \infty} \frac{1}{x} \cdot \sin x = 0 ;$$

选项 C 中,使用洛必达法则时,$\lim \dfrac{f'(x)}{g'(x)}$ 不存在不能说明 $\lim \dfrac{f(x)}{g(x)}$ 不存在,正确的

做法是 $\lim\limits_{x \to \infty} \dfrac{x + \sin x}{x} = \lim\limits_{x \to \infty}(1 + \dfrac{\sin x}{x}) = 1 + \lim\limits_{x \to \infty} \dfrac{\sin x}{x} = 1$.

3. A **提示**:方程 $y'' - 2y' + 4y = 0$ 是微分方程,将函数 $y = f(x)$ 代入该方程 $y'' - 2y' + 4y = 0$ 中,在 $x = x_0$ 得

$$f''(x_0) - 2f'(x_0) + 4f(x_0) = 0,$$

由于 $f(x_0) > 0, f'(x_0) = 0$,故 $f''(x_0) = -4f(x_0) < 0$,由判定极值的第二充分条件

知,函数 $f(x)$ 在点 x_0 处取得极大值.

4. B **提示**:可导函数取得极值的必要条件.

5. A **提示**:$\lim\limits_{x \to \infty} y = \lim\limits_{x \to \infty} x \sin \dfrac{1}{x} = \lim\limits_{x \to \infty} \dfrac{\sin \dfrac{1}{x}}{\dfrac{1}{x}} = 1$,所以 $x = 1$ 为曲线的水平渐近线.

2. 求下列函数的极限

(1) $\lim\limits_{x \to 0} \dfrac{e^x - 1}{x}$;

(2) $\lim\limits_{x \to a} \dfrac{\sin x - \sin a}{x - a}$;

(3) $\lim\limits_{x \to +\infty} \dfrac{xe^{\frac{x}{2}}}{x + e^x}$;

(4) $\lim\limits_{x \to 0}(\dfrac{1}{x} - \dfrac{1}{e^x - 1})$;

(5) $\lim\limits_{x \to 0^+} x^2 \ln x$;

(6) $\lim\limits_{x \to 0^+} (\tan x)^x$;

(7) $\lim\limits_{x \to 0^+} \left(\dfrac{1}{x}\right)^{\sin x}$;

(8) $\lim\limits_{x \to 0^+} \left(\dfrac{\sin x}{x}\right)^{\frac{1}{x}}$.

解 (1) $\lim\limits_{x \to 0} \dfrac{e^x - 1}{x} = \lim\limits_{x \to 0} \dfrac{e^x}{1} = 1$.

(2)**解** 1 $\lim\limits_{x \to a} \dfrac{\sin x - \sin a}{x - a} = \lim\limits_{x \to a} \dfrac{\cos x}{1} = \cos a$.

解 2 $\lim\limits_{x \to a} \dfrac{\sin x - \sin a}{x - a} = (\sin x)'|_{x = a} = \cos a$.

(3) $\lim\limits_{x \to +\infty} \dfrac{xe^{\frac{x}{2}}}{x + e^x} = \lim\limits_{x \to +\infty} \dfrac{e^{\frac{x}{2}} + \dfrac{1}{2}xe^{\frac{x}{2}}}{1 + e^x}$

$$= \lim\limits_{x \to +\infty} \dfrac{\dfrac{1}{2}e^{\frac{x}{2}} + \dfrac{1}{2}e^{\frac{x}{2}} + \dfrac{1}{4}xe^{\frac{x}{2}}}{e^x}$$

$$= \lim_{x \to +\infty} \frac{1 + \frac{1}{4}x}{e^{\frac{x}{2}}} = \lim_{x \to +\infty} \frac{\frac{1}{4}}{\frac{1}{2}e^{\frac{x}{2}}} = 0 .$$

(4) $\lim_{x \to 0}(\frac{1}{x} - \frac{1}{e^x - 1}) = \lim_{x \to 0} \frac{e^x - 1 - x}{x(e^x - 1)} = \lim_{x \to 0} \frac{e^x - 1 - x}{x^2} = \lim_{x \to 0} \frac{e^x - 1}{2x} = \frac{1}{2} .$

（5）这是 $0 \cdot \infty$ 型未定式，

$$\lim_{x \to 0^+} x^2 \ln x = \lim_{x \to 0^+} \frac{\ln x}{\frac{1}{x^2}}(\frac{\infty}{\infty}) = \lim_{x \to 0^+} \frac{\frac{1}{x}}{\frac{-2}{x^3}} = \lim_{x \to 0^+}(-\frac{x^2}{2}) = 0 .$$

（6）这是 0^0 型未定式，令 $y = (\tan x)^x$ ，取对数得 $\ln y = x \ln \tan x$ ，右端是 $0 \cdot \infty$ 型未定式，有

$$\lim_{x \to 0^+} \ln y = \lim_{x \to 0^+} \frac{\ln \tan x}{\frac{1}{x}}(\frac{\infty}{\infty}) = \lim_{x \to 0^+} \frac{\frac{\sec^2 x}{\tan x}}{-\frac{1}{x^2}} = \lim_{x \to 0^+} \frac{-x^2 \sec^2 x}{\tan x} = \lim_{x \to 0^+} \frac{x}{\tan x} \cdot (-x \sec^2 x) = 0 ,$$

故

$$\lim_{x \to 0^+} (\tan x)^x = 1 .$$

（7）$\lim_{x \to 0^+} \left(\frac{1}{x}\right)^{\sin x} = e^{\lim_{x \to 0^+} \sin x \ln \frac{1}{x}}$ ，而

$$\lim_{x \to 0^+} \sin x \ln \frac{1}{x} = \lim_{x \to 0^+} \frac{\sin x}{x} \frac{\ln \frac{1}{x}}{\frac{1}{x}} = \lim_{x \to 0^+} \frac{-\ln x}{\frac{1}{x}} = \lim_{x \to 0^+} \frac{-\frac{1}{x}}{-\frac{1}{x^2}} = \lim_{x \to 0^+} x = 0 ,$$

故

$$\lim_{x \to 0^+} \left(\frac{1}{x}\right)^{\sin x} = 1 .$$

（8）令 $y = \left(\frac{\sin x}{x}\right)^{\frac{1}{x}}$ ，等式两边取对数得 $\ln y = \frac{1}{x} \ln \left(\frac{\sin x}{x}\right)$ ，于是，

$$\lim_{x \to 0^+} \ln y = \lim_{x \to 0^+} \frac{\ln \sin x - \ln x}{x} = \lim_{x \to 0^+} \frac{\cos x}{\sin x} - \frac{1}{x}$$

$$= \lim_{x \to 0^+} \frac{x \cos x - \sin x}{x \sin x} = \lim_{x \to 0^+} \frac{x \cos x - \sin x}{x^2}$$

$$= \lim_{x \to 0^+} \frac{\cos x - x \sin x - \cos x}{2x} = \lim_{x \to 0^+} \frac{-x \sin x}{2x}$$

$$= 0 ,$$

故

$$\lim_{x \to 0^+} \left(\frac{\sin x}{x}\right)^{\frac{1}{x}} = e^0 = 1 .$$

3. 证明

(1)恒等式 $\arctan x + \arctan \dfrac{1}{x} = \dfrac{\pi}{2} (x > 0)$.

(2)当 $x > 0$ 时, $e^x > 1 + x$.

(3)当 $0 < x < \dfrac{\pi}{2}$ 时, $\sin x + \tan x > 2x$.

(4)当 $0 < x < \dfrac{\pi}{2}$ 时, $\tan x > x + \dfrac{1}{3}x^3$.

证明 (1)令 $f(x) = \arctan x + \arctan \dfrac{1}{x}$,当 $x > 0$ 时,

$$f'(x) = \frac{1}{1+x^2} + \frac{1}{1+\left(\dfrac{1}{x}\right)^2} \cdot \left(-\frac{1}{x^2}\right) \equiv 0 ,$$

故 $f(x) \equiv C$,取 $x = 1$,得 $f(1) = C = \dfrac{\pi}{2}$.因此

$$\arctan x + \arctan \frac{1}{x} = \frac{\pi}{2} (x > 0) .$$

(2)令 $f(x) = e^x - (1+x)$,当 $x > 0$ 时,

$$f'(x) = e^x - 1 > 0 ,$$

故 $f(x)$ 在 $[0, +\infty)$ 上单调增加,因此当 $x > 0$ 时,

$$f(x) > f(0) = 0 ,$$

即

$$e^x > 1 + x .$$

(3)令 $f(x) = \sin x + \tan x - 2x$,当 $x \in \left(0, \dfrac{\pi}{2}\right)$ 时,

$$f'(x) = \cos x + \sec^2 x - 2 ,$$

$$f''(x) = -\sin x + 2 \sec^2 x \tan x = \sin x (2 \sec^3 x - 1) > 0 ,$$

所以 $f'(x)$ 在 $\left[0, \dfrac{\pi}{2}\right]$ 上单调增加,故当 $0 < x < \dfrac{\pi}{2}$ 时, $f'(x) > f'(0) = 0$,

从而 $f(x)$ 在 $\left[0, \dfrac{\pi}{2}\right]$ 上单调增加,故当 $0 < x < \dfrac{\pi}{2}$ 时, $f(x) > f(0) = 0$,

即

$$\sin x + \tan x > 2x \quad \left(0 < x < \frac{\pi}{2}\right) .$$

(4)令 $f(x) = \tan x - x - \dfrac{1}{3}x^3$,当 $x \in (0,\dfrac{\pi}{2})$ 时,

$$f'(x) = \sec^2 x - 1 - x^2 = \tan^2 x - x^2 = (\tan x - x)(\tan x + x) ,$$

令函数 $g(x) = \tan x - x$,由 $g'(x) = (\tan x - x)' = \sec^2 x - 1 = \tan^2 x > 0$,得 $g(x)$ 在 $[0,x]$ 上单调增加,于是

$$g(x) = \tan x - x > g(0) = 0 ,$$

故当 $x \in (0,\dfrac{\pi}{2})$ 时,

$$f'(x) > 0 ,$$

从而 $f(x)$ 在 $\left[0,\dfrac{\pi}{2}\right]$ 上单调增加,故当 $0 < x < \dfrac{\pi}{2}$ 时,

$$f(x) > f(0) = 0 ,$$

即

$$\tan x > x + \dfrac{1}{3}x^3 \quad (0 < x < \dfrac{\pi}{2}) .$$

4.试确定下列函数的单调区间,并求函数的极值

(1) $f(x) = 3x - x^3$;
(2) $f(x) = \dfrac{6x}{x^2 + 1}$;

(3) $f(x) = \dfrac{3x^2 + 4x + 4}{x^2 + x + 1}$;
(4) $f(x) = x^{\frac{1}{x}}(x > 0)$.

解　(1)函数的定义域为 $(-\infty, +\infty)$,且

$$f'(x) = 3 - 3x^2 = 3(1 - x)(1 + x) ,$$

令 $f'(x) = 0$ 得驻点 $x_1 = -1, x_2 = 1$,列表讨论如下:

x	$(-\infty, -1)$	-1	$(-1,1)$	1	$(1, +\infty)$
$f'(x)$	$-$	0	$+$	0	$-$
$f(x)$	↘	取极小值	↗	取极大值	↘

于是, $f(x)$ 在 $x = -1$ 点处取极小值, $f(-1) = -2$; $f(x)$ 在 $x = 1$ 点处取极大值, $f(1) = 2$.

(2)函数的定义域为 $(-\infty, +\infty)$,且

$$f'(x) = \dfrac{6(1 - x)(1 + x)}{(x^2 + 1)^2} ,$$

令 $f'(x) = 0$ 得驻点 $x_1 = -1, x_2 = 1$,列表讨论如下:

x	$(-\infty,-1)$	-1	$(-1,1)$	1	$(1,+\infty)$
$f'(x)$	$-$	0	$+$	0	$-$
$f(x)$	↘	取极小值	↗	取极大值	↘

于是，$f(x)$ 在 $x=-1$ 点处取极小值，$f(-1)=-3$；$f(x)$ 在 $x=1$ 点处取极大值，$f(1)=3$.

(3)函数的定义域为 $(-\infty,+\infty)$，且

$$f'(x)=\frac{(6x+4)(x^2+x+1)-(2x+1)(3x^2+4x+4)}{(x^2+x+1)^2}=\frac{-x(x+2)}{(x^2+x+1)^2},$$

令 $f'(x)=0$ 得驻点 $x_1=-2,x_2=0$，列表讨论如下：

x	$(-\infty,-2)$	-2	$(-2,0)$	0	$(0,+\infty)$
$f'(x)$	$-$	0	$+$	0	$-$
$f(x)$	↘	取极小值	↗	取极大值	↘

于是，$f(x)$ 在 $x=-2$ 点处取极小值，$f(-2)=\frac{8}{3}$；$f(x)$ 在 $x=0$ 点处取极大值，$f(0)=4$.

(4)函数的定义域为 $(0,+\infty)$，且

$$f'(x)=(e^{\frac{1}{x}\ln x})'=e^{\frac{1}{x}\ln x}\cdot\frac{1-\ln x}{x^2}=x^{\frac{1}{x}-2}(1-\ln x),$$

令 $f'(x)=0$ 得驻点 $x=e$.

当 $0<x<e$ 时，$f'(x)>0$，因此函数在 $(0,e]$ 上单调增加；当 $e<x<+\infty$ 时，$f'(x)<0$，因此函数在 $[e,+\infty)$ 上单调减少，从而 $f(x)$ 在 $x=e$ 点处取极大值，$f(e)=e^{\frac{1}{e}}$.

5.试确定下列函数图形的凹凸区间及拐点

(1) $f(x)=x^3-5x^2+3x+5$； (2) $f(x)=xe^{-x}$；

(3) $f(x)=(x+1)^4+e^x$； (4) $f(x)=\ln(x^2+1)$.

解 (1) $f'(x)=3x^2-10x+3$，$f''(x)=6x-10$，令 $f''(x)=0$ 得 $x=\frac{5}{3}$.

当 $-\infty<x<\frac{5}{3}$ 时，$f''(x)<0$，因此曲线在 $(-\infty,\frac{5}{3}]$ 上是凸的；

当 $\frac{5}{3}<x<+\infty$ 时，$f''(x)>0$，因此曲线在 $[\frac{5}{3},+\infty)$ 上是凹的.

故点 $(\frac{5}{3},\frac{20}{27})$ 为拐点.

(2) $f'(x) = e^{-x} - xe^{-x} = e^{-x}(1-x)$，$f''(x) = -e^{-x} + (1-x)(-e^{-x}) = e^{-x}(x-2)$，

令 $f''(x) = 0$ 得 $x = 2$.

当 $-\infty < x < 2$ 时，$f''(x) < 0$，因此曲线在 $(-\infty, 2]$ 上是凸的；

当 $2 < x < +\infty$ 时，$f''(x) > 0$，因此曲线在 $[2, +\infty)$ 上是凹的.

故点 $\left(2, \dfrac{2}{e^2}\right)$ 为拐点.

(3) $f'(x) = 4(x+1)^3 + e^x$，$f''(x) = 12(x+1)^2 + e^x > 0$，因此曲线在 $(-\infty, +\infty)$ 上是凹的，曲线没有拐点.

(4) $f'(x) = \dfrac{2x}{x^2+1}$，$f''(x) = \dfrac{2(x^2+1) - 2x \cdot 2x}{(x^2+1)^2} = -\dfrac{2(x-1)(x+1)}{(x^2+1)^2}$，

令 $f''(x) = 0$ 得 $x_1 = -1$，$x_2 = 1$.

当 $-\infty < x < -1$ 时，$f''(x) < 0$，因此曲线在 $(-\infty, 1]$ 上是凸的；

当 $-1 < x < 1$ 时，$f''(x) > 0$，因此曲线在 $[-1, 1]$ 上是凹的；

当 $1 < x < +\infty$ 时，$f''(x) < 0$，因此曲线在 $[1, +\infty)$ 上是凸的.

曲线有两个拐点，分别为 $(-1, \ln 2)$，$(1, \ln 2)$.

6. 描绘下列函数的图形

(1) $y = \dfrac{6x}{x^2+1}$；   (2) $y = 1 + \dfrac{2x}{(x-1)^2}$.

解 (1) ①函数 $y = \dfrac{6x}{x^2+1}$ 的定义域为 $(-\infty, +\infty)$. 由于 $y = \dfrac{6x}{x^2+1}$ 是奇函数，它的图形关于原点对称，因此可以只讨论 $[0, +\infty)$ 上该函数的图形.

②求出

$$y' = \frac{6(1+x^2) - 6x \cdot 2x}{(1+x^2)^2} = \frac{6(1-x^2)}{(1+x^2)^2},$$

$$y'' = \frac{12x(x-\sqrt{3})(x+\sqrt{3})}{(1+x^2)^3},$$

在 $[0, +\infty)$ 内 y' 的零点为 $x = 1$；y'' 的零点为 $x = \sqrt{3}$.

③ 根据以上两点把区间 $(0, +\infty)$ 分成三个区间：$[0, 1]$，$[1, \sqrt{3}]$，$[\sqrt{3}, +\infty)$. 在 $[0, +\infty)$ 内的各部分区间内 y' 及 y'' 的符号、相应曲线弧的升降和凹凸以及极值点和拐点等如下表：

x	0	$(0,1)$	1	$(1, \sqrt{3})$	$\sqrt{3}$	$(\sqrt{3}, +\infty)$
y'	+	+	0	−	−	−
y''	0	−	−	−	0	+
y 的图形	拐点 $(0,0)$	↗∩	极大值点 $(1,3)$	↘∩	拐点 $\left(\sqrt{3}, \dfrac{3\sqrt{3}}{2}\right)$	↘∪

④由于 $\lim\limits_{x\to\infty}\dfrac{6x}{x^2+1}=0$,所以图形有一条水平渐近线 $y=0$,图形无铅直渐近线及斜渐近线.

⑤由 $f(0)=0,f(1)=3,f(\sqrt{3})=\dfrac{3\sqrt{3}}{2}$,并利用图形的对称性做出图形如图:

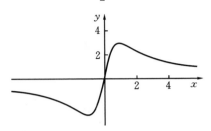

(2) ①函数 $y=1+\dfrac{2x}{(x-1)^2}$ 的定义域为: $(-\infty,1)\bigcup(1,+\infty)$, $x=1$ 为间断点.

②求出
$$y'=\dfrac{2(x-1)^2-2x\cdot2(x-1)}{(x-1)^4}=-\dfrac{2(x+1)}{(x-1)^3},$$
$$y''=-2\dfrac{(x-1)^3-3(x+1)(x-1)^2}{(x-1)^6}=\dfrac{4(x+2)}{(x-1)^4},$$

令 $y'=0$ 得 y' 的零点为 $x=-1$;令 $y''=0$ 得 y'' 的零点为 $x=-2$.

③根据以上两点以及间断点,将区间 $(-\infty,-1)$, $(1,+\infty)$ 分成四个部分区间:
$(-\infty,-2),(-2,-1),(-1,1),(1,+\infty)$.各部分区间内 y' 及 y'' 的符号、相应曲线弧的升降和凹凸以及极值点和拐点等如下表:

x	$(-\infty,-2)$	-2	$(-2,-1)$	-1	$(-1,1)$	$(1,+\infty)$
y'	$-$	$-$	$-$	0	$+$	$-$
y''	$-$	0	$+$	$+$	$+$	$+$
y 的图形	$\searrow\cap$	拐点 $\left(-2,\dfrac{5}{9}\right)$	$\searrow\cup$	极小值点 $\left(-1,\dfrac{1}{2}\right)$	$\nearrow\cup$	$\searrow\cup$

④因为 $\lim\limits_{x\to1}\left[1+\dfrac{2x}{(x-1)^2}\right]=\infty$,所以 $x=1$ 为曲线的铅直渐近线;

因为 $\lim\limits_{x\to\infty}\left[1+\dfrac{2x}{(x-1)^2}\right]=1$,所以 $y=1$ 为曲线的水平渐近线.

⑤取以下曲线上的点 $\left(-3,\dfrac{5}{8}\right)$ 、$\left(-2,\dfrac{5}{9}\right)$ 、$\left(-1,\dfrac{1}{2}\right)$ 、$(0,1)$ 、$\left(3,\dfrac{5}{2}\right)$,作图如图:

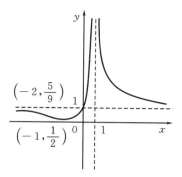

7.细菌增长　某细菌群体的数量 $N(t)$ 是由下列函数确定

$$N(t) = \frac{5000t}{50 + t^2},$$

其中 t 为时间(周),试问细菌的群体在多少周后数量最大？其最大数量是多少？

　　解　求出 $\quad N'(t) = \frac{5000(50 + t^2) - 5000t \cdot 2t}{(50 + t^2)^2} = \frac{5000(50 - t^2)}{(50 + t^2)^2}$,

　　令 $N'(t) = 0$,得驻点 $t = \pm 5\sqrt{2}$(舍去负值).根据题意知,驻点 $t = 5\sqrt{2}$ 就是最大值点,即细菌的群体在 $t = 5\sqrt{2} \approx 7$ 周后数量最大,最大数量为 $N(t)\big|_{t=5\sqrt{2}} = \frac{5000t}{50 + t^2}\big|_{t=5\sqrt{2}} = 250\sqrt{2} \approx 353.6$.

　　8.旅游价格　某旅行社在暑假期间为教师安排旅游,并规定不到 100 人的团体,每人收费 1000 元,若超过 100 人,则每超 1 人,每人收费将降低 5 元(人数不能超 180 人).试问:如何组团可使收费最多？

　　解　设组团人数超过了 x 人,则收取团费为

$$f(x) = (1000 - 5x)(100 + x) = 100000 + 500x - 5x^2 \quad (0 \leqslant x \leqslant 80),$$

　　求出 $\qquad\qquad\qquad f'(x) = -10x + 500$,

　　令 $f'(x) = 0$,得驻点 $x = 50$.由题意知,最大值一定存在并且在区间 $(0, 80)$ 内部取得,唯一的驻点就是最大值点.即当组团人数为 150 人时,收费最多.

　　9.最优价格　某房地产公司拥有 100 套公寓,当每套公寓的月租金为 1000 元时,公寓可全部租出,当月租金每增加 25 元时,公寓就会少租出一套,请你为公司的月租金定价,使公司的收益最大.

　　解　设房租每月为 x 元,则租出去的房子有

$$100 - \left(\frac{x - 1000}{25}\right),$$

　　每月总收入为 $\quad R(x) = x\left(100 - \frac{x - 1000}{25}\right) \quad (1000 \leqslant x \leqslant 3500)$

　　那么 $\qquad\qquad\qquad R'(x) = 100 - \frac{2x - 1000}{25}$,

令 $R'(x)=0$,得 $x=1750$ 元. 由题意知,最大值一定存在并且在区间 $(1000,3500)$ 内部取得,唯一的驻点就是最大值点. 即当月租金定价为 1750 元时,公司的收益最大.

10. **血药浓度** 已知口服一定剂量的某种药物后,其血药浓度 c 与时间 t 的关系可表示为 $c=40(e^{-0.2t}-e^{-2.3t})$,问 t 为何值时,血药浓度最高,并求最高浓度.

解 $c'(t)=40(-0.2e^{-0.2t}+2.3e^{-2.3t})$,令 $c'(t)=0$,得

$$t=\frac{1}{2.1}\ln\frac{23}{2}\approx 1.163（唯一的驻点）,$$

则当 $t\approx 1.163$ 时,血药浓度最高,且最高血药浓度为

$$c(1.163)=40(e^{-0.2\times 1.163}-e^{-2.3\times 1.163})\approx 28.942.$$

11. **曲线描绘** 某地沙眼的患病率与年龄的关系可表示为 $y=2.27(e^{-0.050t}-e^{-0.072t})$,试描绘沙眼患病率函数的曲线,并简述沙眼患病率的变化趋势.

解 函数定义域为 $[0,+\infty)$. 求出

$$y'=2.27(-0.050e^{-0.050t}+0.072e^{-0.072t}),$$

$$y''=2.27(0.050^2e^{-0.050t}-0.072^2e^{-0.072t}),$$

令 $y'=0$ 得 $t\approx 16.6$;令 $y''=0$ 得 $t=33.1$.

列表讨论:

t	$[0,16.6)$	16.6	$(16.6,33.1)$	33.1	$(33.1,+\infty)$
y'	$+$	0	$-$	$-$	$-$
y''	$-$	$-$	$-$	0	$+$
y 的图形	↗∩	极大值点 $(16.6,0.303)$	↘∩	拐点 $(33.1,0.224)$	↘∪

因为 $\lim\limits_{t\to+\infty}y=0$,所以 $y=0$ 为曲线的水平渐近线.

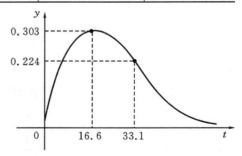

在直角坐标系中,参照上述信息,绘出沙眼患病率的曲线. 由图形可以看出,该地沙眼患病率开始时随着年龄增长而增长,患病率最大的年龄大约 17 岁,最高患病率是 30%. 17 岁后,随着年龄的增长,拐点处约 33 岁患病率下降得最快.

第三章 一元函数积分学

一、知识框架图

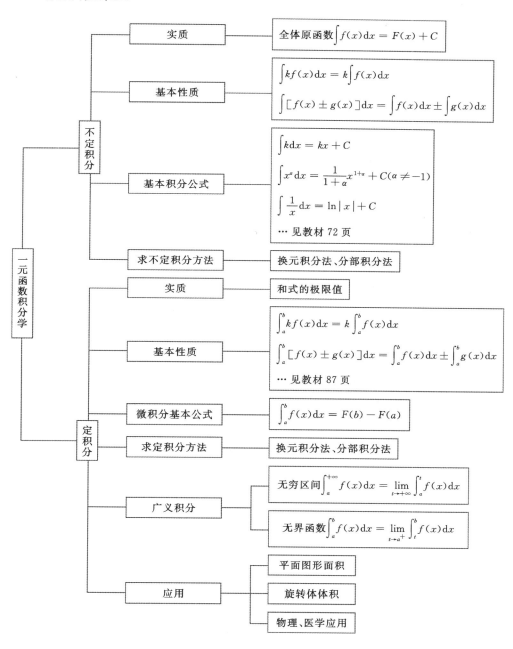

一元函数积分学

不定积分
- 实质 —— 全体原函数 $\int f(x)\mathrm{d}x = F(x) + C$
- 基本性质 ——
  $$\int kf(x)\mathrm{d}x = k\int f(x)\mathrm{d}x$$
  $$\int [f(x) \pm g(x)]\mathrm{d}x = \int f(x)\mathrm{d}x \pm \int g(x)\mathrm{d}x$$
- 基本积分公式 ——
  $$\int k\mathrm{d}x = kx + C$$
  $$\int x^a \mathrm{d}x = \frac{1}{1+a}x^{1+a} + C(\alpha \neq -1)$$
  $$\int \frac{1}{x}\mathrm{d}x = \ln|x| + C$$
  … 见教材 72 页
- 求不定积分方法 —— 换元积分法、分部积分法

定积分
- 实质 —— 和式的极限值
- 基本性质 ——
  $$\int_a^b kf(x)\mathrm{d}x = k\int_a^b f(x)\mathrm{d}x$$
  $$\int_a^b [f(x) \pm g(x)]\mathrm{d}x = \int_a^b f(x)\mathrm{d}x \pm \int_a^b g(x)\mathrm{d}x$$
  … 见教材 87 页
- 微积分基本公式 —— $\int_a^b f(x)\mathrm{d}x = F(b) - F(a)$
- 求定积分方法 —— 换元积分法、分部积分法
- 广义积分 ——
  - 无穷区间 $\int_a^{+\infty} f(x)\mathrm{d}x = \lim\limits_{t \to +\infty} \int_a^t f(x)\mathrm{d}x$
  - 无界函数 $\int_a^b f(x)\mathrm{d}x = \lim\limits_{t \to a^+} \int_t^b f(x)\mathrm{d}x$
- 应用 ——
  - 平面图形面积
  - 旋转体体积
  - 物理、医学应用

二、知识目标

1. **不定积分的概念及性质**　理解不定积分的实质是全体原函数,掌握不定积分的性质.

2. **不定积分的计算**　掌握常见的基本积分公式,掌握利用基本积分公式计算不定积分,掌握换元法和分部积分法.

3. **定积分的概念及性质**　理解定积分的概念及思想,掌握定积分的基本性质,理解定积分的几何意义,理解不定积分和定积分的区别与联系.

4. **定积分的计算**　掌握积分上限函数的概念及其导数的运算方法,掌握利用牛顿－莱布尼兹公式求定积分的方法,掌握定积分的换元法和分部积分法,理解广义积分的概念及运算.

5. **定积分的应用**　理解微元法的思想,熟练利用微元法计算平面图形面积与旋转体体积,了解定积分在物理、医学上的应用.

三、疑难解析

1. 原函数与不定积分之间有何区别与联系?

答　不定积分是全体原函数,是一个函数簇,任意两个原函数之间只相差一个常数 C.

2. 不定积分与定积分之间有何区别与联系?

答　不定积分计算的结果是一个函数簇,而定积分的计算结果是一个确定的数值,二者在计算方法上通过牛顿－莱布尼兹公式建立起了联系.例如定积分 $\int_0^3 (x^2+1)\mathrm{d}x$ 从几何意义上看,表示由曲线 $y=x^2+1$,直线 $x=0$、$x=3$ 及 x 轴所围成的曲边梯形的面积,它是一个确定的数值;而不定积分 $\int (x^2+1)\mathrm{d}x$ 从几何意义上看,表示一簇互相平行的曲线,在计算得出 $\int (x^2+1)\mathrm{d}x$ 的原函数之后,利用牛顿－莱布尼兹公式就可以计算得到 $\int_0^3 (x^2+1)\mathrm{d}x$ 的值.

3. 在定积分定义中,$\lambda \to 0$ 的含义是什么? 能否改为 $n \to \infty$? 为什么?

答　由于 $\lambda = \max\{\Delta x_i\}$,$\lambda \to 0$ 就意味着 $[a,b]$ 被无限细分.

$\lambda \to 0$ 不能改为 $n \to \infty$,它们的关系为 $\lambda \to 0$ 推出 $n \to \infty$.事实上,一方面当 $\lambda \to 0$ 时,$[a,b]$ 上分点的个数 n 必然会无限增多,即 $n \to \infty$;但另一方面,当 $n \to \infty$ 时不一定有 $\lambda \to 0$,例如,取 x_1 为 $[a,b]$ 的中点,再取 x_2 为 $[x_1,b]$ 的中点,……如此下去,显见 $n \to \infty$,但 $\lambda = (b-a)/2$ 不趋于 0,故 $\lambda \to 0$ 与 $n \to \infty$ 不等价,但在某些特殊的分割下它们等价,例如对 $[a,b]$ 实行 n 等分时,$\lambda = (b-a)/n$,$\lambda \to 0 \Leftrightarrow n \to \infty$,这时可用 $n \to \infty$ 代替 $\lambda \to 0$.

4. 使用牛顿－莱布尼兹公式应注意些什么？

答　运用牛顿－莱布尼兹公式时一定要注意它的两个条件是否满足：(1) $f(x)$ 在 $[a,b]$ 上是否连续？有无第二类间断点？(2) $F(x)$ 是否是 $f(x)$ 在 $[a,b]$ 上的一个原函数？否则会出现错误.

例如，$\int_{-1}^{1} \dfrac{\mathrm{d}x}{x} = \ln|x| \big|_{-1}^{1} = 0$. ($\times$)

该计算错误在于 $f(x) = \dfrac{1}{x}$ 在 $[-1,1]$ 上 $x = 0$ 处(第二类)间断，而且 $\ln|x|$ 也不是 $\dfrac{1}{x}$ 在 $[-1,1]$ 上的原函数，在此情况下错误的使用了牛顿－莱布尼兹公式.

5. 定积分换元法与不定积分换元法有何异同？

答　相同点：都是建立在寻找被积函数原函数基础上的积分方法.

不同点：(1)不定积分换元法的目的是通过换元，求被积函数原函数的一般表达式，且第二类换元中，令 $t = \varphi(x)$ 后，有 $\int f(t)\mathrm{d}t = \int f[\varphi(x)]\varphi'(x)\mathrm{d}x$ ，等式右端的不定积分要存在，即 $f[\varphi(x)]\varphi'(x)$ 的原函数要存在；其次，要用 $t = \varphi(x)$ 的反函数 $x = \psi^{-1}(t)$ 回代得到最终结果；

(2)定积分换元法的目的在于求出积分值，换元时要注意两点：首先，要注意"换元必换限"，也即用 $x = \varphi(t)$ 把原来的变量 x 代换成新变量 t 时，积分限也要换成相应新变量 t 的积分限；其次，在求出 $f[\varphi(t)]\varphi'(t)$ 的一个原函数后，不必像计算不定积分那样再代回原来变量 x ，而只要把新变量 t 的上、下限分别代入然后相减即可.

四、典型例题

例 3.1　若 $f(x)$ 的导函数是 $\sin x$ ，则 $f(x)$ 的一个原函数为（　）.

A. $1 + \sin x$　　　　　　　B. $1 - \sin x$

C. $1 + \cos x$　　　　　　　D. $1 - \cos x$

解　$f(x)$ 的导函数是 $\sin x$ ，则有 $f'(x) = \sin x$ ，积分得

$$f(x) = \int \sin x\,\mathrm{d}x = -\cos x + C_1 ,$$

由原函数和不定积分的关系，$f(x)$ 的原函数应为

$$\int f(x)\mathrm{d}x = \int(-\cos x + C_1)\mathrm{d}x = -\sin x + C_1 x + C_2 ,$$

其中 C_1、C_2 为任意常数. 当 $C_1 = 0$、$C_2 = 1$ 时，则 $-\sin x + 1$ 为 $f(x)$ 的一个原函数，故正确答案为 B.

知识点：导函数和原函数的概念.

要点：由导函数的定义正确计算出 $f(x)$ 的表达式，再由不定积分计算出 $f(x)$ 的一个原函数.

点评：本题作为一个选择题，还可以直接对所有选项都进行两次求导，判断最终求导结果是否为 $\sin x$.

例 3.2　求下列不定积分

(1) $\int e^x \cdot \sin e^x \mathrm{d}x$ ；

(2) $\int \dfrac{x}{(\cos x^2)^2}\mathrm{d}x$ ；

(3) $\int \dfrac{1}{(\arcsin x)^2\sqrt{1-x^2}}\mathrm{d}x$ ；

(4) $\int \dfrac{1}{x^2+a^2}\mathrm{d}x$.

解　(1) $\int e^x \cdot \sin e^x \mathrm{d}x = \int \sin e^x \mathrm{d}e^x = -\cos e^x + C$.

(2) $\int \dfrac{x}{(\cos x^2)^2}\mathrm{d}x = \dfrac{1}{2}\int \dfrac{1}{(\cos x^2)^2}\mathrm{d}x^2 = \dfrac{1}{2}\tan x^2 + C$.

(3) $\int \dfrac{1}{(\arcsin x)^2\sqrt{1-x^2}}\mathrm{d}x = \int \dfrac{1}{(\arcsin x)^2}\mathrm{d}\arcsin x$

$$= -\dfrac{1}{\arcsin x} + C .$$

(4) $\int \dfrac{1}{x^2+a^2}\mathrm{d}x = \dfrac{1}{a}\int \dfrac{1}{1+\left(\dfrac{x}{a}\right)^2}\mathrm{d}\left(\dfrac{x}{a}\right) = \dfrac{1}{a}\arctan \dfrac{x}{a} + C$.

知识点:凑微分法.

要点:把积分凑成常见的基本积分公式的形式.

例 3.3　求不定积分 $\int \dfrac{(1-x)^2}{\sqrt[3]{x}}\mathrm{d}x$.

解　$\displaystyle\int \dfrac{(1-x)^2}{\sqrt[3]{x}}\mathrm{d}x = \int \dfrac{1-2x+x^2}{\sqrt[3]{x}}\mathrm{d}x$

$$= \int (x^{-\frac{1}{3}} - 2x^{\frac{2}{3}} + x^{\frac{5}{3}})\mathrm{d}x$$

$$= \int x^{-\frac{1}{3}}\mathrm{d}x - 2\int x^{\frac{2}{3}}\mathrm{d}x + \int x^{\frac{5}{3}}\mathrm{d}x$$

$$= \dfrac{3}{2}x^{\frac{2}{3}} - \dfrac{6}{5}x^{\frac{5}{3}} + \dfrac{3}{8}x^{\frac{8}{3}} + C .$$

知识点：$\int x^\alpha \mathrm{d}x = \dfrac{1}{1+\alpha}x^{1+\alpha} + C\,(\alpha \neq -1)$.

要点:简化被积函数,转化为幂函数的不定积分.

例 3.4　求下列不定积分.

(1) $\int \dfrac{1+2x^2}{x^2(1+x^2)}\mathrm{d}x$ ；

(2) $\int \dfrac{1}{x^2-9}\mathrm{d}x$ ；

(3) $\int \dfrac{x+3}{x^2-3x+2}\mathrm{d}x$ ；

(4) $\int \dfrac{1}{x(x^2+1)}\mathrm{d}x$.

解　(1) $\displaystyle\int \dfrac{1+2x^2}{x^2(1+x^2)}\mathrm{d}x = \int \dfrac{(1+x^2)+x^2}{x^2(1+x^2)}\mathrm{d}x$

$$= \int \dfrac{1}{x^2}\mathrm{d}x + \int \dfrac{1}{1+x^2}\mathrm{d}x$$

$$= -\dfrac{1}{x} + \arctan x + C .$$

知识点:凑微分法.

要点:拆项.

点评:将被积函数拆项,把积分变成两个或几个较简单的积分,然后凑成常见的基本积分公式的形式.

(2) $\displaystyle\int \frac{1}{x^2-9}\mathrm{d}x = \int \frac{1}{(x+3)(x-3)}\mathrm{d}x$

$\displaystyle\qquad\qquad = \frac{1}{6}\int \frac{\mathrm{d}x}{x-3} - \frac{1}{6}\int \frac{\mathrm{d}x}{x+3}$

$\displaystyle\qquad\qquad = \frac{1}{6}\ln|x-3| - \frac{1}{6}\ln|x+3| + C$

$\displaystyle\qquad\qquad = \frac{1}{6}\ln\left|\frac{x-3}{x+3}\right| + C.$

(3) $\displaystyle\int \frac{x+3}{x^2-3x+2}\mathrm{d}x = \int \left(\frac{5}{x-2} - \frac{4}{x-1}\right)\mathrm{d}x$

$\displaystyle\qquad\qquad = 5\ln|x-2| - 4\ln|x-1| + C.$

(4) $\displaystyle\int \frac{1}{x(x^2+1)}\mathrm{d}x = \int \left(\frac{1}{x} + \frac{-x}{x^2+1}\right)\mathrm{d}x$

$\displaystyle\qquad\qquad = \ln|x| - \frac{1}{2}\ln|x^2+1| + C.$

例 3.5　求下列不定积分.

(1) $\displaystyle\int \frac{x}{x-\sqrt{x^2-1}}\mathrm{d}x$；　　(2) $\displaystyle\int \frac{1}{\sqrt{x+1}+\sqrt{x-1}}\mathrm{d}x$.

解　(1) $\displaystyle\int \frac{x}{x-\sqrt{x^2-1}}\mathrm{d}x = \int \frac{x(x+\sqrt{x^2-1})}{x^2-(x^2-1)}\mathrm{d}x$

$\displaystyle\qquad\qquad = \int x^2\mathrm{d}x + \int x\sqrt{x^2-1}\,\mathrm{d}x$

$\displaystyle\qquad\qquad = \frac{1}{3}x^3 + \frac{1}{2}\int \sqrt{x^2-1}\,\mathrm{d}(x^2-1)$

$\displaystyle\qquad\qquad = \frac{1}{3}x^3 + \frac{1}{3}(x^2-1)^{\frac{3}{2}} + C.$

(2) $\displaystyle\int \frac{1}{\sqrt{x+1}+\sqrt{x-1}}\mathrm{d}x = \frac{1}{2}\int (\sqrt{x+1}-\sqrt{x-1})\mathrm{d}x$

$\displaystyle\qquad\qquad = \frac{1}{3}(x+1)^{\frac{3}{2}} - \frac{1}{3}(x-1)^{\frac{3}{2}} + C.$

例 3.6　求 $\displaystyle\int e^x\sin(2x+1)\mathrm{d}x$.

解　被积函数是指数函数和三角函数的乘积,因此直接利用分部积分法

$\displaystyle\int e^x\sin(2x+1)\mathrm{d}x = \int \sin(2x+1)\mathrm{d}(e^x)$

$\displaystyle\qquad\qquad = e^x\sin(2x+1) - \int e^x \cdot 2\cos(2x+1)\mathrm{d}x$

知识点: 凑微分法.

要点: 被积函数带有根号的,常采用分母有理化.

知识点: 分部积分法.

要点: 需要根据被积函数的形式,确定哪个是 u,哪个是 v.

点评: 一般能用分部积分法求解的不定积分,仅需要通过一

上式右端的不定积分，被积函数仍是指数函数和三角函数的乘积，故再用一次分部积分法得

$$\int e^x \sin(2x+1)\mathrm{d}x = e^x \sin(2x+1) - 2\Big[e^x 2\cos(2x+1) - $$
$$\int e^x \cdot (-2)\sin(2x+1)\mathrm{d}x \Big]$$
$$= e^x \sin(2x+1) - 2e^x 2\cos(2x+1) - $$
$$4\int e^x \sin(2x+1)\mathrm{d}x$$

由上述方程可解得

$$\int e^x \sin(2x+1)\mathrm{d}x = \frac{1}{5} e^x \big[\sin(2x+1) - 2\cos(2x+1) \big] + C.$$

例 3.7　设 $f(x) = e^{-x}$，求不定积分 $\displaystyle\int \frac{f'(\ln x)}{x}\mathrm{d}x$.

解　$\displaystyle\int \frac{f'(\ln x)}{x}\mathrm{d}x = \int f'(\ln x)\mathrm{d}(\ln x)$
$$= f(\ln x) + C$$
$$= e^{-\ln x} + C$$
$$= \frac{1}{x} + C.$$

例 3.8　求 $\displaystyle\int \frac{\mathrm{d}x}{1+e^x}$.

解 1　分子加减 e^x，

$$\int \frac{\mathrm{d}x}{1+e^x} = \int \frac{1+e^x-e^x}{1+e^x}\mathrm{d}x = \int \mathrm{d}x - \int \frac{e^x}{1+e^x}\mathrm{d}x = x - \int \frac{\mathrm{d}(1+e^x)}{1+e^x}$$
$$= x - \ln(1+e^x) + C.$$

解 2　分子分母同乘 e^{-x}，

$$\int \frac{\mathrm{d}x}{1+e^x} = \int \frac{e^{-x}}{1+e^{-x}}\mathrm{d}x = -\int \frac{\mathrm{d}(1+e^{-x})}{1+e^{-x}} = -\ln(1+e^{-x}) + C$$
$$= -\ln \frac{1+e^x}{e^x} + C = x - \ln(1+e^x) + C.$$

解 3　分子分母同乘 e^x，

$$\int \frac{\mathrm{d}x}{1+e^x} = \int \frac{\mathrm{d}e^x}{e^x(1+e^x)} = \int \frac{\mathrm{d}e^x}{e^x} - \int \frac{\mathrm{d}(1+e^x)}{1+e^x}$$
$$= \ln e^x - \ln(1+e^x) + C = x - \ln(1+e^x) + C.$$

解 4　设 $e^x = t$，则 $x = \ln t, \mathrm{d}x = \dfrac{\mathrm{d}t}{t}$，

次或多次分部积分就可以直接求出，而本例需要通过两次分部积分，获得所求不定积分满足的一个方程，求解方程才得出结果，这也是比较常用的方法.

知识点：不定积分运算与微分运算的关系 $\displaystyle\int F'(x)\mathrm{d}x = F(x) + C$.
要点：凑微分.
点评：本题也可以求出 $f'(x) = -e^{-x}$ 后带入所求不定积分.

知识点：凑微分法，变量替换法.
要点：化为常见的不定积分的基本公式的形式.

$$\int \frac{\mathrm{d}x}{1+e^x} = \int \frac{1}{1+t} \cdot \frac{1}{t}\mathrm{d}t = \int (\frac{1}{t} - \frac{1}{1+t})\mathrm{d}t$$

$$= \ln t - \ln(1+t) + C = x - \ln(1+e^x) + C.$$

解 5　设 $1 + e^x = t$，则 $x = \ln(t-1)$，$\mathrm{d}x = \dfrac{\mathrm{d}t}{t-1}$，

$$\int \frac{\mathrm{d}x}{1+e^x} = \int \frac{1}{t(t-1)}\mathrm{d}t = \int (\frac{1}{t-1} - \frac{1}{t})\mathrm{d}t = \ln(t-1) - \ln t + C$$

$$= x - \ln(1+e^x) + C.$$

例 3.9　求极限 $\displaystyle\lim_{x \to 0} \frac{\displaystyle\int_0^x (e^t - e^{-t})\mathrm{d}t}{1 - \cos x}$.

解　当 $x \to 0$ 时，$\displaystyle\int_0^x (e^t - e^{-t})\mathrm{d}t \to 0$，故此题为 $\dfrac{0}{0}$ 型未定式，使用洛必达法则，得

$$\lim_{x \to 0} \frac{\displaystyle\int_0^x (e^t - e^{-t})\mathrm{d}t}{1 - \cos x} = \lim_{x \to 0} \frac{e^x - e^{-x}}{\sin x}$$

$$\overset{(\frac{0}{0})}{=} \lim_{x \to 0} \frac{e^x + e^{-x}}{\cos x} = 2.$$

> **知识点**：洛必达法则、积分上限函数的求导.
>
> **要点**：$\dfrac{0}{0}$ 型未定式，直接使用洛必达法则.
>
> **点评**：本例中分式的分子为积分上限函数，且积分容易求出，因此可对分子直接求出定积分，然后进一步计算分式的极限.

例 3.10　求极限 $\displaystyle\lim_{x \to 0} \frac{\displaystyle\int_{\cos x}^1 \sqrt{1+t^4}\,\mathrm{d}t}{x^2}$.

解　当 $x \to 0$ 时，$\displaystyle\int_{\cos x}^1 \sqrt{1+t^4}\,\mathrm{d}t \to 0$，故此题为 $\dfrac{0}{0}$ 型未定式，使用洛必达法则，得

$$\lim_{x \to 0} \frac{\displaystyle\int_{\cos x}^1 \sqrt{1+t^4}\,\mathrm{d}t}{x^2} = \lim_{x \to 0} \frac{-\displaystyle\int_1^{\cos x} \sqrt{1+t^4}\,\mathrm{d}t}{x^2}$$

$$= \lim_{x \to 0} \frac{\sin x \sqrt{1+\cos^4 x}}{2x}$$

$$= \lim_{x \to 0} \frac{\sin x}{x} \cdot \frac{\sqrt{1+\cos^4 x}}{2}$$

$$= \frac{\sqrt{2}}{2}.$$

> **知识点**：洛必达法则、积分上限函数的求导.
>
> **要点**：$\dfrac{0}{0}$ 型未定式，直接使用洛必达法则.
>
> **点评**：与例 3.9 相比，本例中的积分上限函数不容易求出，因此不能直接对分子积分，而是利用洛必达法直接求导进而得出未定式的极限.

例 3.11　计算 $\displaystyle\int_0^5 |2x-4|\,\mathrm{d}x$.

解　因为 $|2x-4| = \begin{cases} -(2x-4) = 4-2x, & 0 \leqslant x \leqslant 2 \\ 2x-4, & 2 \leqslant x \leqslant 5 \end{cases}$,故

> **知识点**：带绝对值的定积分计算.
>
> **要点**：去掉绝对值变为分段函数.

$$\int_0^5 |2x-4| \, dx = \int_0^2 (4-2x) \, dx + \int_2^5 (2x-4) \, dx$$

$$= (4x - x^2)\Big|_0^2 + (x^2 - 4x)\Big|_2^5$$

$$= 13 .$$

例 3.12 计算下列定积分.

(1) $\displaystyle\int_{-1}^1 \frac{1+\sin x}{3+x^2} \, dx$;   (2) $\displaystyle\int_{-\frac{1}{2}}^{\frac{1}{2}} \frac{(\arcsin x)^2}{\sqrt{1-x^2}} \, dx$.

解 (1) 观察到在对称区间 $[-1,1]$ 上，函数 $\dfrac{\sin x}{3+x^2}$ 是奇函数，$\dfrac{1}{3+x^2}$ 是偶函数，因此

$$\int_{-1}^1 \frac{\sin x}{3+x^2} \, dx = 0 ,$$

$$\int_{-1}^1 \frac{1}{3+x^2} \, dx = 2\int_0^1 \frac{1}{3+x^2} \, dx = \frac{2}{\sqrt{3}} \arctan \frac{x}{\sqrt{3}}\Big|_0^1 = \frac{2}{\sqrt{3}} \cdot \frac{\pi}{6} = \frac{\pi}{3\sqrt{3}} ,$$

所以

$$\int_{-1}^1 \frac{1+\sin x}{3+x^2} \, dx = \int_{-1}^1 \frac{1}{3+x^2} \, dx + \int_{-1}^1 \frac{\sin x}{3+x^2} \, dx = \frac{\pi}{3\sqrt{3}} + 0 = \frac{\pi}{3\sqrt{3}} .$$

(2) 观察到在对称区间 $\left[-\dfrac{1}{2}, \dfrac{1}{2}\right]$ 上，被积函数 $\dfrac{(\arcsin x)^2}{\sqrt{1-x^2}}$ 是偶函数，因此

$$\int_{-\frac{1}{2}}^{\frac{1}{2}} \frac{(\arcsin x)^2}{\sqrt{1-x^2}} \, dx = 2\int_0^{\frac{1}{2}} \frac{(\arcsin x)^2}{\sqrt{1-x^2}} \, dx$$

$$= 2\int_0^{\frac{1}{2}} (\arcsin x)^2 \, d\arcsin x$$

$$= \frac{2}{3} (\arcsin x)^3 \Big|_0^{\frac{1}{2}}$$

$$= \frac{2}{3} \cdot \left(\frac{\pi}{6}\right)^3 = \frac{\pi^3}{324} .$$

例 3.13 计算定积分 $\displaystyle\int_0^4 \frac{x+2}{\sqrt{2x+1}} \, dx$.

解 设 $\sqrt{2x+1} = t$ ，则 $x = \dfrac{t^2-1}{2}$，$dx = t \, dt$ ，且当 $x = 0$ 时，$t = 1$ ；当 $x = 4$ 时，$t = 3$ ，于是

$$\int_0^4 \frac{x+2}{\sqrt{2x+1}} \, dx = \int_1^3 \frac{\frac{t^2-1}{2}+2}{t} t \, dt$$

知识点: 在 $[-a, a]$ 上奇、偶函数的积分.

要点: 被积函数拆为奇函数＋偶函数，$f(x)$ 为偶函数时，$\displaystyle\int_{-a}^a f(x) \, dx = 2\int_0^a f(x) \, dx$ ，$f(x)$ 为奇函数时，$\displaystyle\int_{-a}^a f(x) \, dx = 0$.

点评: 在对称区间上求定积分，利用被积函数的奇偶性可以极大简化计算.

知识点: 定积分的换元法.

要点: 被积函数中根式代换.

点评: 对被积函数中存在根式的定积分，常需要通过换元去掉根式来简化计算,

$$= \frac{1}{2}\int_1^3 (t^2+3)\mathrm{d}t$$

$$= \frac{1}{2}\left[\frac{t^3}{3}+3t\right]\Big|_1^3$$

$$= \frac{22}{3}.$$

在换元过程中需要注意换元必换限.

例 3.14　计算定积分 $\int_0^1 x^2\sin x\,\mathrm{d}x$.

解　$\int_0^1 x^2\sin x\mathrm{d}x = \int_0^1 x^2\mathrm{d}(-\cos x)$

$$= \left[x^2(-\cos x)\right]\big|_0^1 - \int_0^1 (-\cos x)\mathrm{d}(x^2)$$

$$= -\cos 1 + \int_0^1 2x\cos x\mathrm{d}x$$

$$= -\cos 1 + \int_0^1 2x\mathrm{d}(\sin x)$$

$$= -\cos 1 + \left[2x\sin x\right]\big|_0^1 - \int_0^1 2\sin x\mathrm{d}x$$

$$= -\cos 1 + 2\sin 1 - \left[2(-\cos x)\right]\big|_0^1$$

$$= \cos 1 + 2\sin 1 - 2.$$

知识点:定积分的分部积分法.

要点:需要根据被积函数的形式,确定哪个是 u,哪个是 v.

点评:定积分的分部积分法关键是 u 和 v 的选取,选取的方法与不定积分的分部积分法是一致的,有时需要利用多次分部积分才能得出结果.

例 3.15　计算 $\int_0^1 \frac{1}{\sqrt{1-x^2}}\mathrm{d}x$.

解　因 $x\to 1$ 时,$\frac{1}{\sqrt{1-x^2}}\to\infty$,积分为广义积分,故

$$\int_0^1 \frac{1}{\sqrt{1-x^2}}\mathrm{d}x = \lim_{\varepsilon\to 0^+}\int_0^{1-\varepsilon}\frac{1}{\sqrt{1-x^2}}\mathrm{d}x$$

$$= \lim_{\varepsilon\to 0^+}\arcsin x\big|_0^{1-\varepsilon}$$

$$= \lim_{\varepsilon\to 0^+}\arcsin(1-\varepsilon)$$

$$= \frac{\pi}{2}.$$

知识点:广义积分的概念.

要点:注意识别瑕点.

例 3.16　计算抛物线 $y+1=x^2$ 与直线 $y=1+x$ 所围区域的面积.

解　曲线所围图形如图 3-1 所示,两曲线的交点坐标 $(-1,0)$,$(2,3)$.选 x 为积分变量,变化区间为 $[-1,2]$,相应于 $[-1,2]$ 上任一小区间 $[x,x+\mathrm{d}x]$ 的窄条的面积近似等于高为 $[(1+x)-(x^2-1)]$,底为 $\mathrm{d}x$ 的窄矩形面积.因此面积元素为

$$\mathrm{d}A = [(1+x)-(x^2-1)]\mathrm{d}x,$$

知识点:平面图形面积的计算.

要点:找到交点坐标,选择 x 为积分变量.

点评:根据图形特点,选择 x 为积分变量,计算简便.若选择 y 为积分变量,则

所求面积为

$$A = \int_{-1}^{2} \left[(1+x) - (x^2 - 1) \right] \mathrm{d}x = \left[2x + \frac{1}{2}x^2 - \frac{1}{3}x^3 \right] \Big|_{-1}^{2} = \frac{9}{2}.$$

需要分割区间，y 的变化范围分成 $[-1,0]$ 与 $[0,3]$ 两部分.

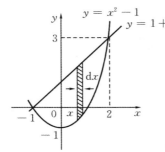

图 3-1

例 3.17 求由曲线 $y = x^2$ 及 $y = \sqrt{2 - x^2}$ 所围成图形，绕 x 轴旋转所产生的旋转体的体积.

解 根据题意，两条曲线所围图形如图 3-2 所示，两条曲线的交点为 $(-1,1)$ 和 $(1,1)$，其旋转所产生的旋转体体积可以看作两个体积之差，$V = V_2 - V_1$，其中 V_2 是曲线 $y_2 = \sqrt{2 - x^2}$ 和直线 $x = -1, x = 1$ 及 x 轴所围成的曲边梯形绕 x 轴旋转所产生的旋转体的体积，V_1 是曲线 $y_1 = x^2$ 和直线 $x = -1, x = 1$ 及 x 轴所围成的图形绕 x 轴旋转所产生的旋转体的体积. 观察可知此图形关于 y 轴对称，选择 x 为积分变量，因此有

$$V = V_2 - V_1$$

$$= 2 \int_0^1 \pi (y_2^2 - y_1^2) \mathrm{d}x$$

$$= 2\pi \int_0^1 \left[(2 - x^2) - x^4 \right] \mathrm{d}x$$

$$= 2\pi \left[2x - \frac{1}{3}x^3 - \frac{1}{5}x^5 \right] \Big|_0^1$$

$$= \frac{44}{15}\pi.$$

知识点：旋转体的体积计算.

要点：画出平面图形，标出曲线方程及关键点.

点评：旋转体由两条曲线围成的闭区域旋转所得，则可看作两个旋转体体积之差.

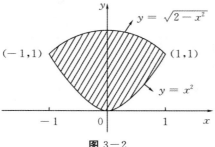

图 3-2

例 3.18 曲线 $y = \ln x$ 与其在点 $(e, 1)$ 处的切线、x 轴所围成的平面图形为 G ,求

(1)平面图形 G 的面积 A ;

(2)平面图形 G 绕 x 轴旋转所得的旋转体的体积 V .

解 1 (1)由曲线方程可知 $y' = \dfrac{1}{x}, y'(e) = \dfrac{1}{e}$,因此,曲线在点 $(e, 1)$ 的切线方程为 $y - 1 = \dfrac{1}{e}(x - e)$,即 $y = \dfrac{x}{e}$,所以所围成的平面图形 G 如图 3-3 所示,

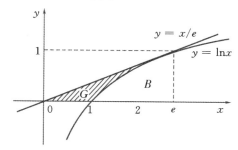

图 3-3

选 y 为积分变量,此时平面图形 G 可以看作是由 $x = e^y$、$x = ey$ 和 x 轴所围成,y 的变化区间为 $[0, 1]$,相应于 $[0, 1]$ 上任一小区间 $[y, y + \mathrm{d}y]$ 的窄条的面积近似等于高为 $e^y - ey$、底为 $\mathrm{d}y$ 的窄矩形面积.从而面积元素为

$$\mathrm{d}A = (e^y - ey)\mathrm{d}y$$

因此,平面图形 G 的面积

$$A = \int_0^1 (e^y - ey)\mathrm{d}y = \left[e^y - \frac{e}{2}y^2 \right] \Big|_0^1 = \frac{e}{2} - 1 .$$

解 2 若选 x 为积分变量,此时平面图形 G 可以看作是由 $y = \ln x$、$y = \dfrac{x}{e}$ 和 x 轴所围成,通过观察我们发现图形 G 的面积可以看作是以 $y = \dfrac{x}{e}$、$x = e$ 和 x 轴所围成直角三角形的面积减去以 $y = \ln x$、$x = e$ 和 x 轴所围成的曲边三角形的面积(记为 B).

下面先计算曲边梯形的面积 B.

此时,x 的变化区间为 $[1, e]$,相应于 $[1, e]$ 上任一小区间 $[x, x + \mathrm{d}x]$ 的窄条的面积近似等于高为 $\ln x$、底为 $\mathrm{d}x$ 的窄矩形面积,从而面积元素为

$$\mathrm{d}B = \ln x \mathrm{d}x$$

因此,以 $y = \ln x$、$x = e$ 和 x 轴所围成的曲边三角形的面积为

$$B = \int_1^e \ln x \, \mathrm{d}x = [x(\ln x - 1)] \big|_1^e = 1$$

直角三角形的面积为 $\dfrac{e}{2}$,因此平面图形 G 的面积为 $\dfrac{e}{2} - 1$.

(2)平面图形 G 绕 x 轴旋转所得的旋转体体积可以看作两个体积之差,$V = V_2 - V_1$,其中 V_2 是底面半径为 1、高为 e 的圆锥体体积,V_1 是曲线 $y = \ln x$、直线 $x = e$ 及 x 轴所围图形绕 x 轴旋转所产生的旋转体的体积. 选择 x 为积分变量,因此有

$$V = \frac{1}{3}\pi e - \pi \int_1^e \ln^2 x \, \mathrm{d}x = \frac{1}{3}\pi e - \pi \left[x \ln^2 x \big|_1^e - \int_1^e x \cdot 2\ln x \cdot \frac{1}{x} \, \mathrm{d}x \right]$$

$$= \frac{1}{3}\pi e - \pi \left(e - 2\int_1^e \ln x \, \mathrm{d}x \right) = \frac{1}{3}\pi e - \pi \left[e - 2x(\ln x - 1) \big|_1^e \right]$$

$$= \frac{1}{3}\pi e - \pi(e - 2) = 2\pi \left(1 - \frac{e}{3} \right).$$

五、教材习题全解

习题 3-1

1. 下面的说法对吗?

(1)若 $F(x)$ 是 $f(x)$ 的一个原函数,则 $F(x)$ 是 $f(x)$ 的不定积分;

(2) $\int u^x \, \mathrm{d}u$ 和 $\int u^x \, \mathrm{d}x$ 是不同的不定积分.

解 (1)说法错误. 不定积分是指全体原函数,不是一个原函数.

(2)说法正确. $\int u^x \, \mathrm{d}u$ 的积分变量为 u ,$\int u^x \, \mathrm{d}u = \dfrac{1}{1+x} u^{1+x} + C$,

$\int u^x \, \mathrm{d}x$ 的积分变量为 x ,$\int u^x \, \mathrm{d}x = \dfrac{1}{\ln u} u^x + C$,因此是两个不同的不定积分.

2. 证明函数 $\arcsin(2x - 1)$,$\arccos(1 - 2x)$ 和 $2\arctan\sqrt{\dfrac{x}{1-x}}$ 都是 $\dfrac{1}{\sqrt{x - x^2}}$ 的原函数.

证明 $[\arcsin(2x - 1)]' = \dfrac{1}{\sqrt{1 - (2x-1)^2}} \cdot (2x - 1)' = \dfrac{1}{2\sqrt{x - x^2}} \cdot 2 = \dfrac{1}{\sqrt{x - x^2}}$;

$[\arccos(1 - 2x)]' = -\dfrac{1}{\sqrt{1 - (1-2x)^2}} \cdot (1 - 2x)' = -\dfrac{1}{2\sqrt{x - x^2}} \cdot (-2) = \dfrac{1}{\sqrt{x - x^2}}$;

$\left(2\arctan\sqrt{\dfrac{x}{1-x}} \right)' = 2 \cdot \dfrac{1}{1 + \dfrac{x}{1-x}} \left(\sqrt{\dfrac{x}{1-x}} \right)' = 2(1 - x) \dfrac{1}{2\sqrt{\dfrac{x}{1-x}}} \left(\dfrac{x}{1-x} \right)'$

$$= 2\,\frac{1}{2\sqrt{\dfrac{x}{1-x}}} \cdot \frac{1}{1-x} = \frac{1}{\sqrt{x-x^2}},$$

得证.

3. 选择题

(1) 设 $f(x)$ 的一个原函数是 e^{-2x}，则 $f(x)=$（　　）.

A. e^{-2x} 　　　　　B. $-2e^{-2x}$ 　　　　　C. $-4e^{-2x}$ 　　　　　D. $4e^{-2x}$

解　$f(x)=(e^{-2x})'=-2e^{-2x}$，故选 B.

(2) 如果 $\displaystyle\int f(x)\mathrm{d}x = \sin2x + C$，则 $f(x)=$（　　）.

A. $2\sin2x$ 　　　　B. $-2\cos2x$ 　　　　C. $-2\sin2x$ 　　　　D. $2\cos2x$

解　已知函数 $f(x)$ 的全体原函数，求 $f(x)$，则由原函数的定义有
$f(x)=(\sin2x + C)'=2\cos2x$，故选 D.

(3) 在某区间上，如果 $F(x)$ 是 $f(x)$ 的一个原函数，C 为任意常数，则下式成立的是
（　　）.

A. $F'(x)+C=f(x)$ 　　　　　　　　B. $F(x)\mathrm{d}x + C = f(x)\mathrm{d}x$

C. $(F(x)+C)'=f(x)$ 　　　　　　　D. $F'(x)=f(x)+C$

解　由原函数的定义，选项 C 正确.

(4) 设 $F_1(x)$，$F_2(x)$ 是区间 I 内连续函数 $f(x)$ 的两个不同的原函数，且 $f(x)\neq0$，则在区间 I 内必有（　　）.

(A) $F_1(x)+F_2(x)=C$ 　　　　　　(B) $F_1(x) \cdot F_2(x)=C$

(C) $F_1(x)=CF_2(x)$ 　　　　　　　(D) $F_1(x)-F_2(x)=C$

解　函数的任意两个原函数相差一个常数，故选 D.

4. 已知某曲线上每一点 $P(x,y)$ 的切线斜率是 $3x^2+1$，且曲线经过点 $(1,1)$，求该曲线的方程.

解　设曲线的方程为 $y=f(x)$，则由题意有 $f'(x)=3x^2+1$，解之得
$$f(x)=\int(3x^2+1)\mathrm{d}x = x^3+x+C,$$

代入点 $(1,1)$ 得 $C=-1$，因此曲线的方程为 $y=x^3+x-1$.

5. 一物体由静止开始运动，经 t 秒后的速度是 $3t^2$（m/s），问：

(1) 在 3 s 后物体离开出发点的距离是多少？

(2) 物体走完 360 m 需要多长时间？

解　设物体经过 t 秒后离开出发点的距离为 $f(t)$，速度为 $v(t)$，则由题意有
$$f'(t)=v(t)=3t^2,$$

即
$$f(t)=\int 3t^2\mathrm{d}t = t^3+C,$$

又当 $t = 0$、$f(t) = 0$,代入上式有 $C = 0$,所以 $f(t) = t^3$.

(1) $f(3) = 3^3 = 27$.

(2) $f(t) = t^3 = 360$,所以 $t = \sqrt[3]{360} \approx 7.11$.

6. 求下列不定积分.

(1) $\displaystyle\int (\sqrt{x} - 1)^2 \mathrm{d}x$;

解 $\displaystyle\int (\sqrt{x} - 1)^2 \mathrm{d}x = \int (x - 2\sqrt{x} + 1)\mathrm{d}x = \frac{x^2}{2} - \frac{4}{3}x^{\frac{3}{2}} + x + C$.

(2) $\displaystyle\int (3^x - 2^x)\mathrm{d}x$;

解 $\displaystyle\int (3^x - 2^x)\mathrm{d}x = \int 3^x \mathrm{d}x - \int 2^x \mathrm{d}x = \frac{3^x}{\ln 3} - \frac{2^x}{\ln 2} + C$.

(3) $\displaystyle\int 2^{2x} e^x \mathrm{d}x$;

解 $\displaystyle\int 2^{2x} e^x \mathrm{d}x = \int (4e)^x \mathrm{d}x$

$\qquad\qquad = \dfrac{(4e)^x}{\ln 4e} + C$

$\qquad\qquad = \dfrac{2^{2x} \cdot e^x}{\ln 4e} + C$.

(4) $\displaystyle\int \frac{1 - x + x^2}{x(1 + x^2)} \mathrm{d}x$;

解 $\displaystyle\int \frac{1 - x + x^2}{x(1 + x^2)} \mathrm{d}x = \int \frac{(1 + x^2) - x}{x(1 + x^2)} \mathrm{d}x = \int \left(\frac{1}{x} - \frac{1}{(1 + x^2)} \right) \mathrm{d}x$

$\qquad\qquad = \ln|x| - \arctan x + C$.

(5) $\displaystyle\int \frac{1}{\sqrt{2gh}} \mathrm{d}h$($g$ 是常数);

解 $\displaystyle\int \frac{1}{\sqrt{2gh}} \mathrm{d}h = \frac{1}{\sqrt{2g}} \int \frac{1}{\sqrt{h}} \mathrm{d}h = \frac{1}{\sqrt{2g}} 2 \cdot \sqrt{h} + C = \sqrt{\frac{2h}{g}} + C$.

(6) $\displaystyle\int \left(\sin\frac{x}{2} + \cos\frac{x}{2} \right)^2 \mathrm{d}x$;

解 $\displaystyle\int \left(\sin\frac{x}{2} + \cos\frac{x}{2} \right)^2 \mathrm{d}x = \int \left(1 + 2\sin\frac{x}{2}\cos\frac{x}{2} \right) \mathrm{d}x$

$\qquad\qquad\qquad = \int (1 + \sin x)\mathrm{d}x = x - \cos x + C$.

(7) $\displaystyle\int \left(\cos x - a^x + \frac{1}{\cos^2 x} \right) \mathrm{d}x$;

解 $\displaystyle\int \left(\cos x - a^x + \frac{1}{\cos^2 x} \right) \mathrm{d}x = \int \cos x \mathrm{d}x - \int a^x \mathrm{d}x + \int \frac{1}{\cos^2 x} \mathrm{d}x$

$$= \sin x - \frac{a^x}{\ln a} + \int \sec^2 x \, dx$$

$$= \sin x - \frac{a^x}{\ln a} + \tan x + C.$$

（8）$\int e^x (1 - \frac{e^{-x}}{x^2}) \, dx$ ；

解　$\int e^x (1 - \frac{e^{-x}}{x^2}) \, dx = \int (e^x - \frac{1}{x^2}) \, dx = \int e^x \, dx - \int x^{-2} \, dx = e^x + \frac{1}{x} + C.$

（9）$\int \frac{2 \cdot 3^x - 5 \cdot 2^x}{3^x} \, dx$ ．

解　$\int \frac{2 \cdot 3^x - 5 \cdot 2^x}{3^x} \, dx = \int 2 \, dx - \int 5 \cdot (\frac{2}{3})^x \, dx = 2x - 5 \cdot \frac{(\frac{2}{3})^x}{\ln \frac{2}{3}} + C = 2x - 5 \cdot \frac{(\frac{2}{3})^x}{\ln 2 - \ln 3} + C.$

习题 3－2

1. 略

2.（1）$\int \frac{\sin x}{1 + 3\cos x} \, dx$ ；

解　$\int \frac{\sin x}{1 + 3\cos x} \, dx = -\frac{1}{3} \int \frac{1}{1 + 3\cos x} \, d(1 + 3\cos x) = -\frac{1}{3} \ln | 1 + 3\cos x | + C.$

（2）$\int \frac{1}{x^2 - 25} \, dx$ ；

解　$\int \frac{1}{x^2 - 25} \, dx = \frac{1}{10} \int (\frac{1}{x - 5} - \frac{1}{x + 5}) \, dx$

$$= \frac{1}{10} \big[\int \frac{1}{x - 5} d(x - 5) - \int \frac{1}{x + 5} d(x + 5) \big]$$

$$= \frac{1}{10} \big[\ln | x - 5 | - \ln | x + 5 | \big] + C.$$

（3）$\int \frac{2x - 5}{x^2 - 5x + 7} \, dx$ ；

解　$\int \frac{2x - 5}{x^2 - 5x + 7} \, dx = \int \frac{1}{x^2 - 5x + 7} d(x^2 - 5x + 7) = \ln | x^2 - 5x + 7 | + C.$

（4）$\int \frac{1}{\sqrt{4 - x^2}} \, dx$ ；

解　$\int \frac{1}{\sqrt{4 - x^2}} \, dx = \int \frac{1}{2\sqrt{1 - (\frac{x}{2})^2}} \, dx = \int \frac{1}{\sqrt{1 - (\frac{x}{2})^2}} d(\frac{x}{2}) = \arcsin \frac{x}{2} + C.$

（5）$\int \frac{1}{1 + \sqrt{2x}} \, dx$ ；

解　令 $1 + \sqrt{2x} = t$ ，则 $x = \frac{(t - 1)^2}{2}$ ，$dx = (t - 1) \, dt$ ，因此有

$$\int \frac{1}{1+\sqrt{2x}}\mathrm{d}x = \int \frac{t-1}{t}\mathrm{d}t = \int (1-\frac{1}{t})\mathrm{d}t = t - \ln \mid t \mid + C = \sqrt{2x} - \ln \mid 1 + \sqrt{2x} \mid + C.$$

(6) $\int \dfrac{\sin \sqrt{x}}{\sqrt{x}}\mathrm{d}x$;

解 $\int \dfrac{\sin \sqrt{x}}{\sqrt{x}}\mathrm{d}x = 2\int \sin \sqrt{x}\,\mathrm{d}(\sqrt{x}) = -2\cos \sqrt{x} + C.$

(7) $\int e^{\cos x}\sin x\,\mathrm{d}x$;

解 $\int e^{\cos x}\sin x\,\mathrm{d}x = -\int e^{\cos x}\mathrm{d}\cos x = -e^{\cos x} + C.$

(8) $\int \dfrac{x}{(2x^2-7)^{10}}\mathrm{d}x$;

解 $\int \dfrac{x}{(2x^2-7)^{10}}\mathrm{d}x = \dfrac{1}{4}\int \dfrac{1}{(2x^2-7)^{10}}\mathrm{d}(2x^2-7) = -\dfrac{1}{36}(2x^2-7)^{-9} + C.$

(9) $\int \dfrac{e^x - e^{-x}}{e^x + e^{-x}}\mathrm{d}x$;

解 $\int \dfrac{e^x - e^{-x}}{e^x + e^{-x}}\mathrm{d}x = \int \dfrac{1}{e^x + e^{-x}}\mathrm{d}(e^x + e^{-x}) = \ln \mid e^x + e^{-x} \mid + C.$

(10) $\int x\cos x^2\,\mathrm{d}x$;

解 $\int x\cos x^2\,\mathrm{d}x = \dfrac{1}{2}\int \cos x^2\,\mathrm{d}x^2 = \dfrac{1}{2}\sin x^2 + C.$

(11) $\int \cos^3 x\,\mathrm{d}x$;

解 $\int \cos^3 x\,\mathrm{d}x = \int \cos^2 x\,\mathrm{d}\sin x = \int (1-\sin^2 x)\mathrm{d}\sin x$

$$= \int \mathrm{d}\sin x - \int \sin^2 x\,\mathrm{d}\sin x = \sin x - \dfrac{1}{3}\sin^3 x + C.$$

(12) $\int \dfrac{1}{(\arcsin x)^2 \sqrt{1-x^2}}\mathrm{d}x$;

解 $\int \dfrac{1}{(\arcsin x)^2 \sqrt{1-x^2}}\mathrm{d}x = \int \dfrac{1}{(\arcsin x)^2}\mathrm{d}\arcsin x = -\dfrac{1}{\arcsin x} + C.$

(13) $\int \dfrac{1+\ln x}{(x\ln x)^2}\mathrm{d}x$;

解 $\int \dfrac{1+\ln x}{(x\ln x)^2}\mathrm{d}x = \int \dfrac{1}{(x\ln x)^2}\mathrm{d}(x\ln x) = -\dfrac{1}{x\ln x} + C.$

(14) $\int \dfrac{\sqrt{x+1}-1}{\sqrt{x+1}+1}\mathrm{d}x$;

解   直接换元,设 $\sqrt{x+1}+1 = t$,则 $x = (t-1)^2-1$, $\mathrm{d}x = 2(t-1)\mathrm{d}t$,

$$\int \frac{\sqrt{x+1}-1}{\sqrt{x+1}+1}\mathrm{d}x = \int \frac{t-2}{t}2(t-1)\mathrm{d}t = 2\int \frac{t^2-3t+2}{t}\mathrm{d}t = 2\int (t-3+\frac{2}{t})\mathrm{d}t$$

$$= t^2-6t+4\ln t+C_1 = x-4\sqrt{x+1}+4\ln(\sqrt{x+1}+1)+C.$$

3.（1）$\int \arcsin x\,\mathrm{d}x$;

解 $\int \arcsin x\,\mathrm{d}x = x \cdot \arcsin x - \int x \cdot \frac{1}{\sqrt{1-x^2}}\mathrm{d}x$

$$= x \cdot \arcsin x + \frac{1}{2}\int \frac{1}{\sqrt{1-x^2}}\mathrm{d}(1-x^2)$$

$$= x\arcsin x + \sqrt{1-x^2}+C.$$

（2）$\int x^3 e^{-x}\mathrm{d}x$;

解 $\int x^3 e^{-x}\mathrm{d}x = -\int x^3 \,\mathrm{d}e^{-x} = -x^3 e^{-x}+\int e^{-x}\mathrm{d}x^3 = -x^3 e^{-x}+3\int e^{-x}x^2\mathrm{d}x$

$$= -x^3 e^{-x}-3\int x^2\mathrm{d}e^{-x} = -x^3 e^{-x}-3(x^2 e^{-x}-\int e^{-x}\mathrm{d}x^2)$$

$$= -x^3 e^{-x}-3x^2 e^{-x}+6\int xe^{-x}\mathrm{d}x$$

$$= -x^3 e^{-x}-3x^2 e^{-x}-6\int x\mathrm{d}e^{-x}$$

$$= -x^3 e^{-x}-3x^2 e^{-x}-6xe^{-x}+6\int e^{-x}\mathrm{d}x$$

$$= -x^3 e^{-x}-3x^2 e^{-x}-6xe^{-x}-6e^{-x}+C.$$

（3）$\int xe^{-2x}\mathrm{d}x$;

解 $\int xe^{-2x}\mathrm{d}x = -\frac{1}{2}\int x\mathrm{d}(e^{-2x}) = -\frac{1}{2}\big[xe^{-2x}-\int e^{-2x}\mathrm{d}x\big]$

$$= -\frac{1}{2}(xe^{-2x}+\frac{1}{2}e^{-2x}+C_1)$$

$$= -\frac{e^{-2x}}{2}(x+\frac{1}{2})+C.$$

（4）$\int x^2\cos x\,\mathrm{d}x$;

解 $\int x^2\cos x\,\mathrm{d}x = \int x^2\mathrm{d}\sin x = x^2\sin x - \int \sin x\,\mathrm{d}x^2$

$$= x^2\sin x - 2\int \sin x \cdot x\,\mathrm{d}x$$

$$= x^2\sin x + 2\int x\mathrm{d}\cos x$$

$$= x^2\sin x + 2(x \cdot \cos x - \int \cos x\,\mathrm{d}x)$$

$$= x^2\sin x + 2(x \cdot \cos x - \sin x) + C.$$

(5) $\displaystyle\int \frac{\ln\ln x}{x}\mathrm{d}x$;

解　$\displaystyle\int \frac{\ln\ln x}{x}\mathrm{d}x = \int \ln\ln x\, \mathrm{d}(\ln x) = \ln x \cdot \ln\ln x - \int \frac{1}{x}\mathrm{d}x$

$$= \ln x \cdot \ln\ln x - \ln|x| + C$$

$$= \ln x(\ln\ln x - 1) + C.$$

(6) $\displaystyle\int \cos x\ln(\sin x)\mathrm{d}x$;

解　$\displaystyle\int \ln(\sin x)\mathrm{d}(\sin x) = \sin x\ln(\sin x) - \int \sin x\, \mathrm{d}(\ln(\sin x))$

$$= \sin x\ln(\sin x) - \int \sin x\, \frac{1}{\sin x}\mathrm{d}\sin x$$

$$= \sin x\ln(\sin x) - \sin x + C.$$

习题 3—3

1. 不定积分是函数还是数值？定积分呢？

答　不定积分是已知某个函数的导函数，求全体原函数(所有原函数之间只差一个常数)，所以求不定积分的结果是函数. 定积分是一种特殊的和式的极限，所以求定积分的结果是数值.

2. 定积分的值与那些因素有关？与哪些因素无关？为什么？

答　定积分的值本质上是积分和的极限，所以它只与被积函数 $f(x)$ 及积分区间 $[a,b]$ 有关，与积分变量的记号无关.

3. 若我国人口增长的速率为 $g(t)$ ，那么 $\displaystyle\int_{T_1}^{T_2} g(t)\mathrm{d}t$ 表示什么？

答　若 $T_1 \leqslant T_2$ ，则 $\displaystyle\int_{T_1}^{T_2} g(t)\mathrm{d}t$ 表示 $[T_1, T_2]$ 这一段时间内增加的人口数量.

若 $T_1 \geqslant T_2$ ，则 $\displaystyle\int_{T_1}^{T_2} g(t)\mathrm{d}t$ 表示 $[T_2, T_1]$ 这一段时间内增加的人口数量的负值(相反数).

4. 设 $a < b$ ，利用定积分的几何意义求 a 、b 取什么值时，积分 $\displaystyle\int_a^b (x - x^2)\mathrm{d}x$ 取得最大值？

答　被积函数 $f(x) = x - x^2$ 是开口向下的抛物线，以 $x = \dfrac{1}{2}$ 为对称轴，在 $x = 0$ 、$x = 1$ 处函数值都为 0. 再根据定积分的几何意义：定积分 $\displaystyle\int_a^b f(x)\mathrm{d}x$ 表示曲线 $y = f(x)$ 、直线 $x = a$ 、$x = b$ 及 x 轴围成的 x 轴上方图形的面积减去 x 轴下方图形面积所得之差，就可以判断出，当 $a = 0$ 、$b = 1$ 时，积分 $\displaystyle\int_a^b (x - x^2)\mathrm{d}x$ 取得最大值.

5. 利用定积分的几何意义计算下列积分

(1) $\int_0^1 2x\mathrm{d}x$;　　　　　(2) $\int_0^2 \sqrt{4-x^2}\,\mathrm{d}x$;　　　　　(3) $\int_{-\pi}^{\pi} \sin x\mathrm{d}x$.

解　(1) $\int_0^1 2x\mathrm{d}x$ 表示直线 $y=2x$, x 轴,直线 $x=0$ 和 $x=1$ 围成的图形的面积,所以

$$\int_0^1 2x\mathrm{d}x = 1 .$$

(2) $\int_0^2 \sqrt{4-x^2}\,\mathrm{d}x$ 表示曲线 $y=\sqrt{4-x^2}$, x 轴,直线 $x=0$ 和 $x=2$ 围成的图形的面积,即四分之一圆(半径为 2)的面积,所以

$$\int_0^2 \sqrt{4-x^2}\,\mathrm{d}x = \pi .$$

(3) $\int_{-\pi}^{\pi} \sin x\mathrm{d}x$ 表示曲线 $y=\sin x$ 在区间 $[-\pi,\pi]$ 内与 x 轴围成的,位于 x 轴上方的部分的面积减去位于 x 轴下方的部分的面积.由对称性知,位于 x 轴上方的部分和下方的部分面积相等,所以

$$\int_{-\pi}^{\pi} \sin x\mathrm{d}x = 0 .$$

6. 不计算积分值,估计下列积分值的范围.

(1) $\int_0^1 x^2 e^{-x^2}\,\mathrm{d}x$;　(2) $\int_1^4 (1+x^2)\,\mathrm{d}x$;　　　　(3) $\int_0^{\frac{\pi}{2}} \sqrt{1+\frac{1}{2}\sin^2 x}\,\mathrm{d}x$.

解　(1)设 $f(x)=x^2 e^{-x^2}$,在区间 $[0,1]$ 上, $f'(x)\geqslant 0$,于是 $0\leqslant x^2 e^{-x^2}\leqslant e^{-1}$,所以

$$0\leqslant \int_0^1 x^2 e^{-x^2}\,\mathrm{d}x \leqslant \frac{1}{e} .$$

(2)在区间 $[1,4]$ 上, $2\leqslant 1+x^2\leqslant 17$,所以

$$6\leqslant \int_1^4 (1+x^2)\,\mathrm{d}x \leqslant 51 .$$

(3)在区间 $\left[0,\dfrac{\pi}{2}\right]$ 上, $1\leqslant \sqrt{1+\dfrac{1}{2}\sin^2 x}\leqslant \sqrt{1+\dfrac{1}{2}}$,所以

$$\frac{\pi}{2}\leqslant \int_0^{\frac{\pi}{2}} \sqrt{1+\frac{1}{2}\sin^2 x}\,\mathrm{d}x \leqslant \frac{\sqrt{6}}{4}\pi .$$

7. 比较下列各组中积分的大小

(1) $\int_0^{\frac{\pi}{4}} \sin^4 x\mathrm{d}x$ 与 $\int_0^{\frac{\pi}{4}} \sin^2 x\mathrm{d}x$;　　　　　　(2) $\int_1^2 x^2\mathrm{d}x$ 与 $\int_1^2 x^3\mathrm{d}x$;

(3) $\int_1^e \ln x\mathrm{d}x$ 与 $\int_1^e (\ln x)^2\mathrm{d}x$;　　　　　(4) $\int_0^1 e^x\mathrm{d}x$ 与 $\int_0^1 (1+x)\mathrm{d}x$.

解　(1)令 $f(x)=\sin^4 x - \sin^2 x$, $x\in \left[0,\dfrac{\pi}{4}\right]$,则 $f(x)<0$,于是 $\int_0^{\frac{\pi}{4}} f(x)\mathrm{d}x<0$,

所以 $\int_0^{\frac{\pi}{4}} \sin^4 x \mathrm{d}x < \int_0^{\frac{\pi}{4}} \sin^2 x \mathrm{d}x$.

(2) $\int_1^2 x^2 \mathrm{d}x < \int_1^2 x^3 \mathrm{d}x$.

(3) $\int_1^e \ln x \mathrm{d}x > \int_1^e (\ln x)^2 \mathrm{d}x$.

(4) $\int_0^1 e^x \mathrm{d}x > \int_0^1 (1+x) \mathrm{d}x$.

习题 3-4

1. 牛顿－莱布尼兹公式的重大意义是什么?

答 牛顿－莱布尼兹公式揭示了定积分与被积函数的原函数之间的联系. 它表明: 一个连续函数的定积分等于它的任一原函数在积分区间上的增量. 这就为定积分提供了一种有效而简便的计算方法.

2. 利用牛顿－莱布尼兹公式计算定积分时,是否会因为选取的原函数不同而得到不相等的积分值? 为什么?

答 不会. 牛顿－莱布尼兹公式表明: 一个连续函数的定积分为它的任一个原函数在积分区间上的增量. 因为所有的原函数之间只差一个常数,而这个常数对计算增量没有影响,所以不会因为选取的原函数不同而得到不相等的积分值.

3. 下列计算过程对吗? 为什么?

$$\int_{-1}^1 \frac{1}{x^2} \mathrm{d}x = -\frac{1}{x} \Big|_{-1}^1 = -[1-(-1)] = -2.$$

答 不对. 因为被积函数 $f(x) = \dfrac{1}{x^2}$ 在区间 $[-1,1]$ 上不连续,有间断点 $x=0$,所以不能直接使用牛顿－莱布尼兹公式.

4. 求下列函数的导数

(1) 设 $\varphi(x) = \int_0^x \sin t \mathrm{d}t$,求 $\varphi'(\frac{\pi}{3})$;

解 根据积分上限函数的求导公式 $\varphi'(x) = \sin x$,故 $\varphi'(\frac{\pi}{3}) = \dfrac{\sqrt{3}}{2}$.

(2) 设 $\varphi(x) = \int_1^x \sqrt{1+t^2} \mathrm{d}t$,求 $\varphi'(2)$;

解 根据积分上限函数的求导公式 $\varphi'(x) = \sqrt{1+x^2}$,故 $\varphi'(2) = \sqrt{5}$.

(3) 设 $\varphi(x) = \int_0^{x^2} \sqrt{1+t^2} \mathrm{d}t$,求 $\varphi'(x)$.

解 令 $u = x^2$,按照复合函数求导法则,得

$$\varphi'(x) = \frac{\mathrm{d}}{\mathrm{d}u}\left[\int_0^u \sqrt{1+t^2} \mathrm{d}t\right] \cdot \frac{\mathrm{d}u}{\mathrm{d}x}$$

$$= \sqrt{1+u^2} \cdot 2x$$

$$= 2x \sqrt{1+x^4}.$$

5. 求下列函数的极限

(1) $\lim\limits_{x \to 0} \dfrac{\displaystyle\int_0^x e^t \, \mathrm{d}t}{x}$;

解 易知这是 $\dfrac{0}{0}$ 型的未定式,由洛必达法则,

$$\lim_{x \to 0} \frac{\displaystyle\int_0^x e^t \, \mathrm{d}t}{x} = \lim_{x \to 0} e^x = 1.$$

(2) $\lim\limits_{h \to 0} \dfrac{1}{h} \displaystyle\int_3^{3+h} \dfrac{5}{x^3+7} \mathrm{d}x$;

解 $\lim\limits_{h \to 0} \dfrac{1}{h} \displaystyle\int_3^{3+h} \dfrac{5}{x^3+7} \mathrm{d}x$

$$= \lim_{h \to 0} \frac{\displaystyle\int_3^{3+h} \dfrac{5}{x^3+7} \mathrm{d}x}{h}, 这是 \frac{0}{0} 型的未定式,由洛必达法则得$$

$$\lim_{h \to 0} \frac{1}{h} \int_3^{3+h} \frac{5}{x^3+7} \mathrm{d}x = \lim_{h \to 0} \frac{\displaystyle\int_3^{3+h} \dfrac{5}{x^3+7} \mathrm{d}x}{h}$$

$$= \lim_{h \to 0} \frac{\left[\displaystyle\int_3^{3+h} \dfrac{5}{x^3+7} \mathrm{d}x\right]'}{h'}$$

$$= \lim_{h \to 0} \frac{\dfrac{5}{(3+h)^3+7} \cdot (3+h)'}{1}$$

$$= \frac{5}{34}.$$

(3) $\lim\limits_{x \to 0} \dfrac{\displaystyle\int_x^0 t^2 \, \mathrm{d}t}{\displaystyle\int_0^x t(t+\sin t) \, \mathrm{d}t}$.

解 当 $x \to 0$ 时,$\displaystyle\int_x^0 t^2 \mathrm{d}t \to 0$,$\displaystyle\int_0^x t(t+\sin t)\mathrm{d}t \to 0$,

故此题为 $\dfrac{0}{0}$ 型的未定式,使用洛必达法则

$$\lim_{x \to 0} \frac{\displaystyle\int_x^0 t^2 \, \mathrm{d}t}{\displaystyle\int_0^x t(t+\sin t) \, \mathrm{d}t} = \lim_{x \to 0} \frac{\left[-\displaystyle\int_0^x t^2 \, \mathrm{d}t\right]'}{\left[\displaystyle\int_0^x t(t+\sin t) \, \mathrm{d}t\right]'}$$

$$= \lim_{x \to 0} \frac{-x^2}{x(x+\sin x)}$$

$$= \lim_{x \to 0} \frac{-x}{x + \sin x}$$

$$= \lim_{x \to 0} \frac{-1}{1 + \frac{\sin x}{x}} = -\frac{1}{2}.$$

6. 计算下列定积分

(1) $\int_0^1 (3x^2 - x + 1)\mathrm{d}x$;

解 $\int_0^1 (3x^2 - x + 1)\mathrm{d}x = \left[x^3 - \frac{1}{2}x^2 + x \right]\Big|_0^1 = \frac{3}{2}.$

(2) $\int_4^9 \sqrt{x}\,(1 + \sqrt{x})\mathrm{d}x$;

解 $\int_4^9 \sqrt{x}\,(1 + \sqrt{x})\mathrm{d}x = \int_4^9 (\sqrt{x} + x)\mathrm{d}x = \left(\frac{2}{3}x^{\frac{3}{2}} + \frac{1}{2}x^2 \right)\Big|_4^9 = 45\frac{1}{6}.$

(3) $\int_1^{\sqrt{3}} \frac{1}{1 + x^2}\mathrm{d}x$;

解 $\int_1^{\sqrt{3}} \frac{1}{1 + x^2}\mathrm{d}x = \arctan x\big|_1^{\sqrt{3}} = \frac{\pi}{12}.$

(4) $\int_0^{\pi} |\cos x|\,\mathrm{d}x.$

解 $\int_0^{\pi} |\cos x|\,\mathrm{d}x = \int_0^{\frac{\pi}{2}} \cos x\,\mathrm{d}x + \int_{\frac{\pi}{2}}^{\pi} (-\cos x)\mathrm{d}x = 2.$

7. 求 $f(x) = 4 - x^2$ 在区间 $[0,2]$ 上的平均值.

解 $f(x) = 4 - x^2$ 在区间 $[0,2]$ 上的平均值为

$$\frac{1}{2 - 0} \cdot \int_0^2 (4 - x^2)\mathrm{d}x = \frac{8}{3}.$$

8. 求 $f(x) = \sin x - \cos x$ 在区间 $[0,\pi]$ 上的平均值.

解 $f(x) = \sin x - \cos x$ 在区间 $[0,\pi]$ 上的平均值为

$$\frac{1}{\pi}\int_0^{\pi} (\sin x - \cos x)\mathrm{d}x = \frac{2}{\pi}.$$

习题 3-5

计算下列定积分.

(1) $\int_1^{e^2} \frac{1}{x\,\sqrt{1 + \ln x}}\mathrm{d}x$;

解 $\int_1^{e^2} \frac{1}{\sqrt{1 + \ln x}}\mathrm{d}(\ln x + 1) = 2\,(1 + \ln x)^{\frac{1}{2}}\Big|_1^{e^2} = 2(\sqrt{3} - 1).$

(2) $\int_0^1 (x - 1)^2\mathrm{d}x$;

解 $\int_0^1 (x - 1)^2\mathrm{d}x = \int_0^1 (x - 1)^2\mathrm{d}(x - 1) = \frac{1}{3}\,(x - 1)^3\Big|_0^1 = \frac{1}{3}.$

（3）$\int_1^e \dfrac{\ln x}{x}\mathrm{d}x$;

解 $\int_1^e \dfrac{\ln x}{x}\mathrm{d}x = \int_1^e \ln x\,\mathrm{d}(\ln x) = \dfrac{1}{2}(\ln x)^2\Big|_1^e = \dfrac{1}{2}$.

（4）$\int_{-1}^1 \dfrac{2x-1}{x-2}\mathrm{d}x$;

解 $\int_{-1}^1 \dfrac{2x-1}{x-2}\mathrm{d}x = 2\int_{-1}^1 \dfrac{x-\dfrac{1}{2}}{x-2}\mathrm{d}x = 2\int_{-1}^1 \dfrac{x-2+2-\dfrac{1}{2}}{x-2}\mathrm{d}x$

$\qquad = 2\int_{-1}^1 (1+\dfrac{\dfrac{3}{2}}{x-2})\mathrm{d}x$

$\qquad = \Big(2x+3\ln|x-2|\Big)\Big|_{-1}^1$

$\qquad = 4-3\ln 3$.

（5）$\int_0^1 \dfrac{x}{1+x^2}\mathrm{d}x$;

解 $\int_0^1 \dfrac{x}{1+x^2}\mathrm{d}x = \dfrac{1}{2}\int_0^1 \dfrac{1}{1+x^2}\mathrm{d}(1+x^2) = \dfrac{1}{2}\ln(1+x^2)\Big|_0^1 = \dfrac{\ln 2}{2}$.

（6）$\int_{-2}^1 \dfrac{1}{(11+5x)^3}\mathrm{d}x$;

解 $\int_{-2}^1 \dfrac{1}{(11+5x)^3}\mathrm{d}x = \dfrac{1}{5}\int_{-2}^1 \dfrac{1}{(11+5x)^3}\mathrm{d}(11+5x)$

$\qquad = \dfrac{1}{5}\cdot(-\dfrac{1}{2})(11+5x)^{-2}\Big|_{-2}^1$

$\qquad = -\dfrac{1}{10}(16^{-2}-1) = \dfrac{51}{512}$.

（7）$\int_0^{\sqrt{2}} \sqrt{2-x^2}\,\mathrm{d}x$;

解 1 令 $x=\sqrt{2}\sin t(-\dfrac{\pi}{2}\leqslant t\leqslant \dfrac{\pi}{2})$ ，则 $\mathrm{d}x=\sqrt{2}\cos t\,\mathrm{d}t$ ，当 $x=0$ 时，$t=0$ ；当 $x=\sqrt{2}$ 时，$t=\dfrac{\pi}{2}$ ，因此

$$\int_0^{\sqrt{2}} \sqrt{2-x^2}\,\mathrm{d}x = \sqrt{2}\int_0^{\frac{\pi}{2}} \sqrt{1-\sin^2 t}\,\mathrm{d}(\sqrt{2}\sin t)$$

$$= 2\int_0^{\frac{\pi}{2}} \cos^2 t\,\mathrm{d}t = \int_0^{\frac{\pi}{2}} (1+\cos 2t)\mathrm{d}t$$

$$= (t+\dfrac{1}{2}\sin 2t)\Big|_0^{\frac{\pi}{2}} = \dfrac{\pi}{2}$$.

解 2 由定积分的几何意义，$\int_0^{\sqrt{2}} \sqrt{2-x^2}\,\mathrm{d}x$ 表示半径为 $\sqrt{2}$ 的圆 $x^2+y^2=2$ 的面积

的 $\frac{1}{4}$，因此

$$\int_0^{\sqrt{2}} \sqrt{2-x^2}\,dx = \frac{\pi}{2}.$$

（8）$\int_0^4 \frac{1}{1+\sqrt{x}}dx$；

解　令 $\sqrt{x}=t(t\geqslant 0)$，则 $x=t^2$，$dx=2tdt$，当 $x=0$ 时，$t=0$；当 $x=4$ 时，$t=2$，因此，

$$\int_0^4 \frac{1}{1+\sqrt{x}}dx = \int_0^2 \frac{2t}{1+t}dt = 2\int_0^2 (1-\frac{1}{t+1})dt = 2[t-\ln(t+1)]\Big|_0^2 = 2(2-\ln3).$$

（9）$\int_0^1 x\arctan x\,dx$；

解
$$\int_0^1 x\arctan x\,dx = \frac{1}{2}\int_0^1 \arctan x\,d(x^2)$$
$$= \frac{1}{2}x^2\arctan x\Big|_0^1 - \frac{1}{2}\int_0^1 x^2\,d(\arctan x)$$
$$= \frac{\pi}{8} - \frac{1}{2}\int_0^1 \frac{x^2}{1+x^2}dx$$
$$= \frac{\pi}{8} - \frac{1}{2}\int_0^1 \left(1-\frac{1}{1+x^2}\right)dx$$
$$= \frac{\pi}{8} - \frac{1}{2} + \frac{1}{2}\int_0^1 \frac{1}{1+x^2}dx$$
$$= \frac{\pi}{8} - \frac{1}{2} + \frac{1}{2}\arctan x\Big|_0^1$$
$$= \frac{\pi}{4} - \frac{1}{2}.$$

（10）$\int_1^e \ln^3 x\,dx$；

解
$$\int_1^e \ln^3 x\,dx = x\ln^3 x\Big|_1^e - \int_1^e x\,d(\ln^3 x)$$
$$= e - \int_1^e x\left(3\cdot\ln^2 x\cdot\frac{1}{x}\right)dx$$
$$= e - 3\int_1^e \ln^2 x\,dx$$
$$= e - 3x\ln^2 x\Big|_1^e + 3\int_1^e x\,d(\ln^2 x)$$
$$= -2e + 6\int_1^e \ln x\,dx$$
$$= -2e + 6x\ln x\Big|_1^e - 6\int_1^e x\,d(\ln x)$$

$$= 6 - 2e .$$

（11）$\displaystyle\int_0^{\frac{\pi}{2}} e^{2x}\cos x\,\mathrm{d}x$ ；

解　$\displaystyle\int_0^{\frac{\pi}{2}} e^{2x}\cos x\,\mathrm{d}x = \int_0^{\frac{\pi}{2}} e^{2x}\mathrm{d}(\sin x)$

$$= e^{2x}\sin x \Big|_0^{\frac{\pi}{2}} - 2\int_0^{\frac{\pi}{2}} e^{2x}\sin x\,\mathrm{d}x$$

$$= e^{\pi} + 2\int_0^{\frac{\pi}{2}} e^{2x}\mathrm{d}(\cos x)$$

$$= e^{\pi} + 2\left[(e^{2x}\cos x)\Big|_0^{\frac{\pi}{2}} - 2\int_0^{\frac{\pi}{2}} e^{2x}\cos x\,\mathrm{d}x \right]$$

$$= e^{\pi} - 2 - 4\int_0^{\frac{\pi}{2}} e^{2x}\cos x\,\mathrm{d}x$$

从而　　　　　$\displaystyle\int_0^{\frac{\pi}{2}} e^{2x}\cos x\,\mathrm{d}x = \frac{1}{5}(e^{\pi} - 2) .$

（12）$\displaystyle\int_1^e \sin(\ln x)\,\mathrm{d}x$ ；

解　$\displaystyle\int_1^e \sin(\ln x)\,\mathrm{d}x = x\cdot\sin(\ln x)\Big|_1^e - \int_1^e x\cdot\cos(\ln x)\cdot\frac{1}{x}\mathrm{d}x$

$$= e\sin 1 - \int_1^e \cos(\ln x)\,\mathrm{d}x$$

$$= e\sin 1 - \left[x\cdot\cos\ln x \Big|_1^e + \int_1^e x\sin(\ln x)\cdot\frac{1}{x}\mathrm{d}x \right]$$

$$= e\sin 1 - e\cos 1 + 1 - \int_1^e \sin(\ln x)\,\mathrm{d}x$$

从而 $\displaystyle\int_1^e \sin(\ln x)\,\mathrm{d}x = \frac{1}{2}(e\sin 1 - e\cos 1 + 1) .$

（13）$\displaystyle\int_0^{\pi} (x\sin x)^2\,\mathrm{d}x$ ；

解　$\displaystyle\int_0^{\pi} (x\sin x)^2\,\mathrm{d}x = \int_0^{\pi} x^2\cdot\frac{1-\cos 2x}{2}\mathrm{d}x$

$$= \frac{1}{2}\left[\frac{1}{3}x^3 \Big|_0^{\pi} - \frac{1}{2}\int_0^{\pi} x^2\mathrm{d}(\sin 2x) \right]$$

$$= \frac{1}{6}\pi^3 - \frac{1}{4}\left[x^2\sin 2x \Big|_0^{\pi} - \int_0^{\pi} 2x\sin 2x\,\mathrm{d}x \right]$$

$$= \frac{1}{6}\pi^3 - \frac{1}{4}\int_0^{\pi} x\mathrm{d}(\cos 2x)$$

$$= \frac{1}{6}\pi^3 - \frac{1}{4}\left[(x\cos 2x)\Big|_0^{\pi} - \int_0^{\pi} \cos 2x\,\mathrm{d}x \right]$$

$$= \frac{\pi^3}{6} - \frac{\pi}{4} .$$

$(14) \int_{\frac{1}{e}}^{e} |\ln x| \, dx$;

解 当 $\frac{1}{e} \leqslant x \leqslant 1$ 时，$\ln x \leqslant 0$；当 $1 \leqslant x \leqslant e$ 时，$\ln x \geqslant 0$.

从而 $\int_{\frac{1}{e}}^{e} |\ln x| \, dx = \int_{\frac{1}{e}}^{1} (-\ln x) \, dx + \int_{1}^{e} \ln x \, dx$

$$= -(x\ln x - x) \Big|_{1/e}^{1} + (x\ln x - x) \Big|_{1}^{e}$$

$$= 2 - \frac{2}{e}.$$

$(15) \int_{0}^{1} e^{\sqrt{x}} \, dx$;

解 令 $\sqrt{x} = t$，则 $x = t^2$，$dx = 2t \, dt$，

$$\int_{0}^{1} e^{\sqrt{x}} \, dx = \int_{0}^{1} 2te^t \, dt = 2\int_{0}^{1} t \, de^t = 2\left[te^t \Big|_{0}^{1} - \int_{0}^{1} e^t \, dt \right] = 2.$$

习题 3—6

1. 下面广义积分的计算过程是否正确？为什么？

$$\int_{-\infty}^{+\infty} \sin x \, dx = \lim_{t \to +\infty} \int_{-t}^{+t} \sin x \, dx = \lim_{t \to +\infty} (-\cos t + \cos t) = 0.$$

答 不正确. 对于这种积分上限和下限都是无穷的情形，只有当 $\int_{a}^{+\infty} \sin x \, dx$ 和 $\int_{-\infty}^{a} \sin x \, dx$ 都收敛时，才有广义积分 $\int_{-\infty}^{+\infty} \sin x \, dx$ 收敛. 因为 $\int_{a}^{+\infty} \sin x \, dx$ 和 $\int_{-\infty}^{a} \sin x \, dx$ 都发散，由此知 $\int_{-\infty}^{+\infty} \sin x \, dx$ 发散.

2. 计算下列广义积分.

$(1) \int_{1}^{+\infty} \frac{1}{x^4} \, dx$;

解 $\int_{1}^{+\infty} \frac{1}{x^4} \, dx = \lim_{t \to +\infty} \int_{1}^{t} \frac{1}{x^4} \, dx = \lim_{t \to +\infty} \left(-\frac{1}{3} x^{-3} \Big|_{1}^{t} \right) = \lim_{t \to +\infty} -\frac{1}{3}(t^{-3} - 1) = \frac{1}{3}$.

$(2) \int_{1}^{+\infty} \frac{1}{\sqrt{x}} \, dx$;

解 由于 $\int_{1}^{+\infty} \frac{1}{\sqrt{x}} \, dx = \lim_{b \to +\infty} \int_{1}^{b} \frac{1}{\sqrt{x}} \, dx = \lim_{b \to +\infty} 2\sqrt{x} \Big|_{1}^{b} = \lim_{b \to +\infty} (2\sqrt{b} - 2) = +\infty$ ，

所以该广义积分发散.

$(3) \int_{1}^{2} \frac{x}{\sqrt{x-1}} \, dx$;

解 被积函数在 $x = 1$ 处间断，因此有

$$\int_{1}^{2} \frac{x}{\sqrt{x-1}} \, dx = \lim_{t \to 1^+} \int_{t}^{2} \frac{x}{\sqrt{x-1}} \, dx$$

$$= \lim_{t \to 1^+} \int_t^2 \left(\sqrt{x-1} + \frac{1}{\sqrt{x-1}} \right) dx$$

$$= \lim_{t \to 1^+} \left[\frac{2}{3} (x-1)^{\frac{3}{2}} + 2 (x-1)^{\frac{1}{2}} \right] \Big|_t^2$$

$$= \frac{8}{3} .$$

(4) $\displaystyle\int_1^e \frac{1}{x \sqrt{1-(\ln x)^2}} dx$ ；

解　被积函数在 $x = e$ 处间断,因此有

$$\int_1^e \frac{1}{x \sqrt{1-(\ln x)^2}} dx = \lim_{\varepsilon \to 0^+} \int_1^{e-\varepsilon} \frac{1}{x \sqrt{1-(\ln x)^2}} dx$$

$$= \lim_{\varepsilon \to 0^+} \int_1^{e-\varepsilon} \frac{1}{\sqrt{1-(\ln x)^2}} d\ln x$$

$$= \lim_{\varepsilon \to 0^+} \arcsin\ln x \Big|_1^{e-\varepsilon}$$

$$= \lim_{\varepsilon \to 0^+} \arcsin\ln(e-\varepsilon)$$

$$= \arcsin\ln e = \frac{\pi}{2} .$$

(5) $\displaystyle\int_0^1 \frac{1+x}{\sqrt{1-x^2}} dx$.

解　被积函数在 $x = 1$ 处间断,因此有

$$\int_0^1 \frac{1+x}{\sqrt{1-x^2}} dx = \lim_{t \to 1^-} \int_0^t \frac{1+x}{\sqrt{1-x^2}} dx$$

$$= \lim_{t \to 1^-} \int_0^t \left(\frac{1}{\sqrt{1-x^2}} + \frac{x}{\sqrt{1-x^2}} \right) dx$$

$$= \lim_{t \to 1^-} \left[\arcsin x - (1-x^2)^{\frac{1}{2}} \right] \Big|_0^t$$

$$= \frac{\pi}{2} + 1 .$$

3. 当 k 为何值时,广义积分 $\displaystyle\int_2^{+\infty} \frac{1}{x (\ln x)^k}$ 收敛? k 为何值时,这个广义积分发散?

解　这是无穷区间的广义积分.

(1)当 $k = 1$,由于

$$\lim_{t \to +\infty} \int_2^t \frac{1}{x (\ln x)^k} dx = \lim_{t \to +\infty} \int_2^t \frac{1}{\ln x} d(\ln x) = \lim_{t \to +\infty} \left[\ln(\ln x) \right] \Big|_2^t = +\infty$$

从而 $\displaystyle\int_2^{+\infty} \frac{1}{x (\ln x)^k} dx$ 发散.

(2)当 $k \neq 1$,则

$$\int_2^t \frac{1}{x\,(\ln x)^k}\mathrm{d}x = \int_2^t \frac{1}{(\ln x)^k}\mathrm{d}(\ln x)$$

$$= \left[\frac{1}{1-k}\,(\ln x)^{-k+1}\right]\Big|_2^t$$

$$= \frac{1}{1-k}\left[(\ln t)^{-k+1} - (\ln 2)^{-k+1}\right].$$

当 $k > 1$ 时,

$$\lim_{t\to+\infty}\frac{1}{1-k}\left[(\ln t)^{-k+1} - (\ln 2)^{-k+1}\right] = \frac{1}{(k-1)(\ln 2)^{k-1}};$$

当 $k < 1$ 时,

$$\lim_{t\to+\infty}\frac{1}{1-k}\left[(\ln t)^{-k+1} - (\ln 2)^{-k+1}\right] = +\infty.$$

综上所述,当 $k > 1$ 时,$\displaystyle\int_2^{+\infty}\frac{1}{x\,(\ln x)^k}$ 收敛于 $\dfrac{1}{(k-1)(\ln 2)^{k-1}}$;

当 $k \leqslant 1$ 时,该广义积分发散.

习题 3—7

1. **求由曲线 $y = \ln x$ 与直线 $x = \dfrac{1}{2}$,$x = 2$ 以及 x 轴所围平面图形的面积.**

解 所围平面图形如图 3—1 所示,选择 x 为积分变量,积分区间为 $\left[\dfrac{1}{2}, 2\right]$.

$$A = \int_{\frac{1}{2}}^2 |\ln x|\,\mathrm{d}x = -\int_{\frac{1}{2}}^1 \ln x\,\mathrm{d}x + \int_1^2 \ln x\,\mathrm{d}x = \frac{3}{2}\ln 2 - \frac{1}{2}.$$

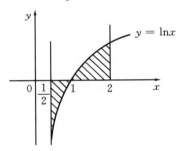

图 3—1

2. **求曲线 $y = x^2$ 与 $y = (x-2)^2$ 所围平面图形的面积.**

解 所围平面图形如图 3—2 所示,选择 x 为积分变量,积分区间为两部分 $[0,1]$、$[1,2]$,所求面积为

$$A = \int_0^1 x^2\,\mathrm{d}x + \int_1^2 (x-2)^2\,\mathrm{d}x = \frac{1}{3}\left[x^3\Big|_0^1 + \frac{(x-2)^3}{3}\Big|_1^2\right] = \frac{2}{3}.$$

若选择 y 为积分变量,积分区间为 $[0,1]$,所求面积为

$$A = \int_0^1 \left[(2-\sqrt{y}) - \sqrt{y}\right]\mathrm{d}y = \int_0^1 2(1-\sqrt{y})\,\mathrm{d}y = \frac{2}{3}.$$

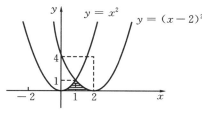

图 3-2

3.计算由曲线 $y^2=2x$ 和直线 $x-y-4=0$ 所围成的图形的面积.

解　所围平面图形如图 3-3 所示,选择 y 为积分变量,积分区间为 $[-2,4]$,所求面积为

$$A=\int_{-2}^{4}\left(y+4-\frac{y^2}{2}\right)\mathrm{d}y=18.$$

图 3-3

4.求由抛物线 $y=x^2$ 和 $y=2-x^2$ 所围成图形的面积,并求此图形绕 x 轴旋转一周所得立体的体积.

解　所围平面图形如图 3-4 所示.选择 x 为积分变量,积分区间为 $[-1,1]$,所求面积为

$$A=\int_{-1}^{1}\left[(2-x^2)-x^2\right]\mathrm{d}x=\frac{8}{3}$$

绕 x 轴旋转,选择 x 为积分变量,积分区间为 $[-1,1]$,所求旋转体体积为

$$V=\int_{-1}^{1}\pi\left[(2-x^2)^2-x^4\right]\mathrm{d}x=\frac{16}{3}\pi.$$

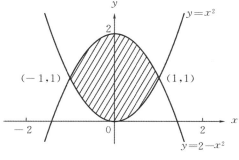

图 3-4

5. 求由抛物线 $y = x^2$，直线 $x = 2$ 及 x 轴所围平面图形分别绕 x 轴、y 轴旋转所得立体的体积 V.

解 绕 y 轴旋转，取 y 为积分变量，积分区间为 $[0,4]$，所求旋转体体积为 $V =$ 圆柱体体积 $-$（$y = x^2$ 绕 y 轴旋转所得立体的体积），即

$$V = \pi \cdot 2^2 \cdot 4 - \pi \int_0^4 (\sqrt{y})^2 \mathrm{d}y = 16\pi - \pi \left(\frac{y^2}{2} \right) \Big|_0^4 = 8\pi.$$

绕 x 轴旋转，取 x 为积分变量，积分区间为 $[0,2]$，所求旋转体体积为

$$V = \pi \int_0^2 (x^2)^2 \mathrm{d}x = \pi \cdot \frac{1}{5} x^5 \Big|_0^2 = \frac{32}{5}\pi.$$

6. 求由 $y = \sin x$，$y = 0$，$0 \leqslant x \leqslant \pi$ 所围平面图形绕 x 轴旋转所得立体的体积 V.

解 绕 x 轴旋转，选择 x 为积分变量，积分区间为 $[0,\pi]$，所求旋转体体积为

$$V = \int_0^\pi \pi (\sin x)^2 \mathrm{d}x = \pi \int_0^\pi \frac{1 - \cos 2x}{2} \mathrm{d}x = \frac{\pi^2}{2}.$$

7. 求由 $y = 2x - x^2$，$y = 0$ 所围平面图形绕 y 轴旋转所得立体的体积 V.

解 绕 y 轴旋转，取 y 为积分变量，积分区间为 $[0,1]$，所求旋转体的体积为

$$V = \pi \int_0^1 (1 + \sqrt{1-y})^2 \mathrm{d}y - \pi \int_0^1 (1 - \sqrt{1-y})^2 \mathrm{d}y = \frac{8\pi}{3}.$$

8. 求椭圆 $\frac{x^2}{a^2} + \frac{y^2}{b^2} = 1$ 所围图形分别绕 x 轴、y 轴旋转所得立体的体积.

解 先求绕 x 轴旋转所得立体的体积. 这个旋转体也可以看作是由半个椭圆

$$y = \frac{b}{a}\sqrt{a^2 - x^2}$$

及 x 轴围成的图形绕 x 轴旋转一周而成的立体. 取 x 为积分变量，积分区间为 $[-a,a]$，所求旋转体体积为

$$V = \int_{-a}^a \pi \frac{b^2}{a^2}(a^2 - x^2) \mathrm{d}x = \pi \frac{b^2}{a^2}\left[a^2 x - \frac{x^3}{3} \right] \Big|_{-a}^a = \frac{4}{3}\pi ab^2.$$

再求绕 y 轴旋转所得立体的体积. 这个旋转体也可以看作是由半个椭圆

$$x = \frac{a}{b}\sqrt{b^2 - y^2}$$

及 y 轴围成的图形绕 y 轴旋转一周而成的立体. 取 y 为积分变量，积分区间为 $[-b,b]$，所求旋转体体积为

$$V = \int_{-b}^b \pi \frac{a^2}{b^2}(b^2 - y^2) \mathrm{d}x = \frac{4}{3}\pi a^2 b.$$

9. 求曲线 $y = 4 - x^2$ 及 $y = 0$ 围成的图形绕直线 $x = 3$ 轴旋转所成的旋转体的体积.

解 所围平面图形如图 3-5 所示. 取 y 为积分变量，积分区间为 $[0,4]$，所求旋转体的体积为

$$V = \pi \int_0^4 \left[(3 + \sqrt{4-y})^2 - (3 - \sqrt{4-y})^2 \right] \mathrm{d}y = 64\pi.$$

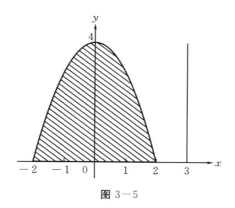

图 3-5

10.设平面图形 A 由 $x^2 + y^2 \leqslant 2x$ 与 $y \geqslant x$ 所确定,求图形 A 绕直线 $x = 2$ 旋转一周所得的旋转体体积.

解 所围平面图形如图 3-6 所示,两条曲线的交点为 $(0,0)$,$(1,1)$.取 y 为积分变量,积分区间为 $[0,1]$,所求旋转体的体积为

$$V = \pi\int_0^1 \left[\left(2 - (1 - \sqrt{1 - y^2})\right)^2 - (2 - y)^2 \right]\mathrm{d}y = \frac{\pi^2}{2} - \frac{2\pi}{3}.$$

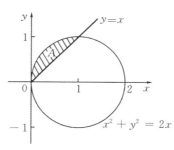

图 3-6

11.求曲线 $xy = 4$,$y \geqslant 1$,$x > 0$ 所围成的图形绕 y 轴旋转所得的旋转体的体积.

解 所围成平面图形如图 3-7 所示.取 y 为积分变量,积分区间为 $[1, +\infty)$,所求旋转体的体积为

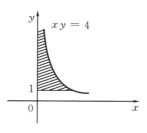

图 3-7

$$V = \int_1^{+\infty} \pi \left(\frac{4}{y}\right)^2 \mathrm{d}y = 16\pi\left(-\frac{1}{y}\right)\Big|_1^{+\infty} = 16\pi.$$

12. 半径为 r（米）的半球形水池充满水，若把池内的水全部抽干，需做多少功？

解 取坐标系如图 3—8 所示，取深度 x 为积分变量，它的变化区间为 $[0,r]$．相应于小区间 $[x,x+\mathrm{d}x]$ 的薄层水的重力为 $\rho g \pi (r^2 - x^2)\mathrm{d}x$，其中 ρ 为水的密度（取 $1 \times 10^3 \mathrm{kg/m^3}$），$g$ 为重力加速度（$9.8\,\mathrm{m/s^2}$）．把这一薄层水抽出池外所做的功近似为

$$\mathrm{d}W = x\rho g \pi (r^2 - x^2)\mathrm{d}x$$

此即功元素．于是所求的功为

$$W = \int_0^r x\rho g \pi (r^2 - x^2)\mathrm{d}x = \frac{\pi r^4}{4} \times 9.8 \times 10^3 \ (\mathrm{J}).$$

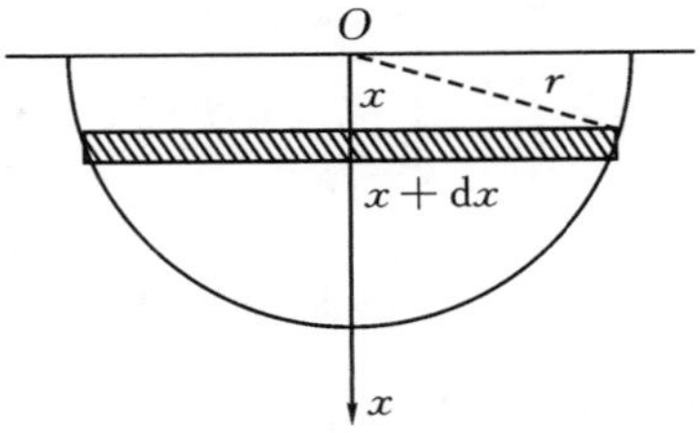

图 3—8

13. 假设由实验测得患者的血液中胰岛素的浓度 $C(t)$（U/ml）为

$$C(t) = \begin{cases} t(10-t), & 0 \leqslant t \leqslant 5 \\ 25e^{-k(t-5)}, & t > 5 \end{cases}$$

其中 $k = \dfrac{\ln 2}{20}$，时间 t 的单位是 min，求血液中的胰岛素在一小时内的平均浓度 $\bar{C}(t)$．

解 血液中的胰岛素在一小时内的平均浓度为

$$\begin{aligned}
\bar{C}(t) &= \frac{1}{60}\int_0^{60} C(t)\mathrm{d}t \\
&= \frac{1}{60}\left[\int_0^5 t(10-t)\mathrm{d}t + \int_5^{60} 25e^{-k(t-5)}\mathrm{d}t\right] \\
&= 11.62(\mathrm{U/ml}).
\end{aligned}$$

第四章　微分方程

一、知识框架图

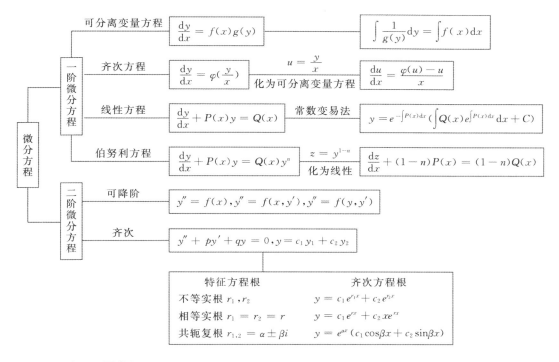

二、知识目标

1. 微分方程的基本概念　会准确判别微分方程的类型;理解微分方程的阶、解、通解、特解等基本概念.

2. 可分离变量方程　掌握分离变量法;会将齐次方程化为可分离变量方程.

3. 一阶线性微分方程　熟练掌握利用常数变易法或公式法求解一阶线性非齐次方程.

4. 二阶微分方程　会将三类可降阶二阶微分方程降阶为一阶方程进行求解;会写出二阶常系数线性齐次微分方程的特征方程并求出其通解.

5. 微分方程的应用　对于简单的实际问题会建立微分方程并求解.

三、疑难解析

1. 微分方程的通解是否包含该方程的所有解?

答　微分方程的通解有两个要素:(1)含有独立的任意常数;(2)任意常数的个数等

于方程的阶数.但微分方程的通解不一定包含该方程的所有解.如下面的例子：

求方程 $x\dfrac{\mathrm{d}y}{\mathrm{d}x}+2\sqrt{xy}=y(x<0)$ 的通解.

解 方程改写为 $\dfrac{\mathrm{d}y}{\mathrm{d}x}=2\sqrt{\dfrac{y}{x}}+\dfrac{y}{x}$，这是齐次方程.设 $\dfrac{y}{x}=u$，则 $y=xu$，$\dfrac{\mathrm{d}y}{\mathrm{d}x}=x\dfrac{\mathrm{d}u}{\mathrm{d}x}$ $+u$，原方程进一步变形为 $x\dfrac{\mathrm{d}u}{\mathrm{d}x}=2\sqrt{u}$，分离变量可得其通解 $u=[\ln(-x)+C]^2(\ln(-x)$ $+C>0)$，其中 C 是任意常数.代回 $\dfrac{y}{x}=u$，即得原方程的通解为 $y=x[\ln(-x)+C]^2$ $(\ln(-x)+C>0)$. $y=0$ 也是原方程的解，但它并不在上述通解中.

2. 齐次方程与一阶线性齐次方程都有"齐次"两字,其含义是否相同？

答 二者含义是不同的.齐次方程形如 $\dfrac{\mathrm{d}y}{\mathrm{d}x}=\varphi\left(\dfrac{y}{x}\right)$，方程右端函数 $\varphi\left(\dfrac{y}{x}\right)$ 是齐次函数（若对于任意非零常数 λ，都存在常数 k，使得 $f(\lambda x,\lambda y)=\lambda^k f(x,y)$，则称 $f(x,y)$ 为 k 次齐次函数.因为 $\varphi\left(\dfrac{\lambda y}{\lambda x}\right)=\lambda^0\varphi\left(\dfrac{y}{x}\right)$，所以 $\varphi\left(\dfrac{y}{x}\right)$ 是零次齐次函数），所以齐次方程是由齐次函数而定义的；一阶线性齐次方程形如 $\dfrac{\mathrm{d}y}{\mathrm{d}x}+P(x)y=0$，方程中没有自由项（不包含 y 及其导数 y' 的项），这里的"齐次"是指方程中每一项关于未知函数 y 及其导数 y' 的次数都是相等的（这里都是一次），而方程 $\dfrac{\mathrm{d}y}{\mathrm{d}x}+P(x)y=x$ 就不是"齐次"的，因为方程含有自由项（右边的项 x 不含 y 及其导数 y'），是关于 y，y' 的 0 次项.例如 $\dfrac{\mathrm{d}y}{\mathrm{d}x}=$ $\varphi\left(\dfrac{y}{x}\right)=\dfrac{\left(\dfrac{y}{x}\right)^2}{\dfrac{y}{x}-1}$ 是齐次方程,但不是线性齐次方程,而 $\dfrac{\mathrm{d}y}{\mathrm{d}x}=\dfrac{2}{x+1}y$ 是线性齐次方程,但不是齐次方程.

3. 如何建立实际问题的微分方程数学模型？

答 建立微分方程模型的基本方法如下：

(1)根据规律列方程 利用数学、物理、化学等学科中的定理或许多经过实践或实验检验的规律或定律,如牛顿运动定律(见教材第四章第一节例2)、细胞增殖规律(见教材第四章第二节例2)、物质放射性的规律(见习题4—2第7、9题)、牛顿冷却定律(见习题4—2第11题)等建立问题的微分方程模型.

(2)微元分析法 利用已知的规律或定理,建立微元之间所满足的关系式,与第一种方法不同的是对某些微元而不是直接对函数及其导数应用规律(见教材第四章第二节例6).

四、典型例题

例 4.1 求微分方程 $x(1-y^2)\mathrm{d}x + y(1-x^2)\mathrm{d}y = 0$ 的通解.

解 这是一个可化为可分离变量的微分方程,原方程变形为

$$-\frac{y}{1-y^2}\mathrm{d}y = \frac{x}{1-x^2}\mathrm{d}x ,$$

两边同时积分,得原方程通解为

$$\frac{1}{2}\ln|1-y^2| = -\frac{1}{2}\ln|1-x^2| + \frac{1}{2}\ln|C_1| ,$$

进一步化简得 $1-y^2 = \dfrac{\pm C_1}{1-x^2} ,$

故原方程通解为 $1-y^2 = \dfrac{C}{1-x^2} (C = \pm C_1) .$

注:上面对数中也可不加绝对值,因为由绝对值导致的 $\pm$ 号最终可被常数吸收,得到的通解与加绝对值时的形式一样,所以在后面遇到类似情况可不加绝对值. 如

$$\frac{1}{2}\ln(1-y^2) = -\frac{1}{2}\ln(1-x^2) + \frac{1}{2}\ln C$$

化简也可得到通解为 $1-y^2 = \dfrac{C}{1-x^2} .$

例 4.2 求微分方程 $(1-x)y' + y = x$ 满足初始条件 $y\big|_{x=0} = 2$ 的特解.

解 1 原方程可变形为一阶线性非齐次方程

$$y' + \frac{1}{1-x}y = \frac{x}{1-x} ,$$

直接由公式可得通解为

$$\begin{aligned}
y &= e^{-\int \frac{1}{1-x}\mathrm{d}x}\left(\int \frac{x}{1-x}e^{\int \frac{1}{1-x}\mathrm{d}x}\mathrm{d}x + C\right) \\
&= e^{\ln(1-x)}\left(\int \frac{x}{1-x}e^{-\ln(1-x)}\mathrm{d}x + C\right) \\
&= (1-x)\left(\int \frac{x}{(1-x)^2}\mathrm{d}x + C\right) \\
&= (1-x)\left(\ln|1-x| + \frac{1}{1-x} + C\right)
\end{aligned}$$

代入初始条件 $y\big|_{x=0} = 2$,知 $C = 1$,所以所求方程特解为

$$y = (1-x)\ln|1-x| + 2 - x .$$

知识点:分离变量法.

要点:判别方程类型,并变形为可分离变量的标准形式.

点评:求积分产生的常数 C 可根据不同情况取为不同形式,这里取 $\frac{1}{2}\ln C$ 较方便计算并可使通解形式更为简洁.

知识点:一阶线性非齐次方程.

要点:公式的正确记忆,常数变易法的熟练掌握.

点评:用常数变易法求解时,第一步求解出现的对数可不加绝对值,如同例 4.1,但在第二步求 $C(x)$ 时若出现对数则应加绝对值.

注：用公式求一阶线性微分方程的通解时，因为指数 $\int P(x)\mathrm{d}x$ 表示的是 $P(x)$ 的某一个确定的原函数，所以求指数的积分出现对数时可不加绝对值. 但不在指数上的积分，若出现对数应该加绝对值，因为此时由绝对值导致的 $\pm$ 号无法被常数吸收.

解 2 原方程变形为一阶线性非齐次方程后，也可用常数变易法来求解.

(1) 先求对应的齐次方程

$$y' + \frac{1}{1-x}y = 0$$

的通解，分离变量得

$$\frac{\mathrm{d}y}{y} = \frac{\mathrm{d}x}{x-1},$$

两边积分得

$$\ln y = \ln(x-1) + \ln C,$$

故原方程通解为

$$y = C(x-1).$$

(2) 令 $y = C(x)(x-1)$，代入原方程得

$$C'(x)(x-1) = \frac{x}{1-x},$$

$$C'(x) = \frac{-x}{(x-1)^2},$$

两边积分得

$$C(x) = \int \frac{-x+1-1}{(x-1)^2}\mathrm{d}x = \int \frac{-1}{x-1}\mathrm{d}x - \int \frac{1}{(x-1)^2}\mathrm{d}x$$

$$= -\ln|x-1| + \frac{1}{x-1} + C$$

故原方程通解为

$$y = -(x-1)\ln|x-1| + 1 + C(x-1).$$

代入初始条件 $y|_{x=0} = 2$，知 $C = -1$，所以所求方程特解为

$$y = (1-x)\ln|1-x| + 2 - x.$$

例 4.3 求微分方程 $x\mathrm{d}y - y\mathrm{d}x = y^2 e^y \mathrm{d}y$ 的通解.

解 将 x 看作是 y 的函数，则此方程是一阶线性非齐次方程，原方程可写为

$$\frac{\mathrm{d}x}{\mathrm{d}y} - \frac{x}{y} = -ye^y,$$

直接由公式可得原方程通解为

知识点：一阶线性非齐次方程.

要点：将 x 看作是 y 的函数.

点评：本题的关键是把原方程化为自变

$$x = e^{-\int(-\frac{1}{y})\mathrm{d}y}\left(\int(-ye^y)e^{\int(-\frac{1}{y})\mathrm{d}y}\mathrm{d}y + C\right)$$

$$= e^{\ln y}\left(\int(-ye^y)e^{-\ln y}\mathrm{d}y + C\right)$$

$$= y(C - e^y).$$

例 4.4　求微分方程 $\dfrac{\mathrm{d}y}{\mathrm{d}x} = \dfrac{y}{x-y}$ 的通解.

解 1　原方程可变形为 $\dfrac{\mathrm{d}x}{\mathrm{d}y} = \dfrac{x-y}{y}$，即 $\dfrac{\mathrm{d}x}{\mathrm{d}y} - \dfrac{1}{y}x = -1$，这是以 y 为自变量,关于函数 x 的一阶线性非齐次方程,用公式可直接求通解为

$$x = e^{-\int(-\frac{1}{y})\mathrm{d}y}\left(\int(-1)e^{\int(-\frac{1}{y})\mathrm{d}y}\mathrm{d}y + C\right)$$

$$= e^{\ln y}\left(-\int e^{-\ln y}\mathrm{d}y + C\right)$$

$$= y\left(-\int\frac{1}{y}\mathrm{d}y + C\right)$$

$$= Cy - y\ln|y|.$$

解 2　原方程可变形为 $\dfrac{\mathrm{d}x}{\mathrm{d}y} = \dfrac{x}{y} - 1$，这是齐次方程,令 $\dfrac{x}{y} = u$,则 $x = yu$，$\dfrac{\mathrm{d}x}{\mathrm{d}y} = y\dfrac{\mathrm{d}u}{\mathrm{d}y} + u$，所以原方程进一步变形为 $u + y\dfrac{\mathrm{d}u}{\mathrm{d}y} = u - 1$，即

$$y\frac{\mathrm{d}u}{\mathrm{d}y} = -1，\mathrm{d}u = -\frac{\mathrm{d}y}{y}，$$

两边积分得 $\qquad\qquad u = -\ln|y| + C$，

故原方程通解为 $\qquad\quad x = y(C - \ln|y|).$

例 4.5　已知 $f(x) = e^x + \displaystyle\int_0^x f(t)\mathrm{d}t$,求函数 $y = f(x)$.

解　等式两端同时对 x 求导得

$$f'(x) = e^x + f(x)，$$

或写成

$$y' - y = e^x，$$

这是一阶线性微分方程,由公式可得通解为

$$y = e^{\int\mathrm{d}x}\left(\int e^x e^{\int(-1)\mathrm{d}x}\mathrm{d}x + C\right) = e^x(x + C)，$$

又因为 $f(0) = 1$,得 $C = 1$,故所求函数为

$$y = f(x) = e^x(x+1).$$

量为 y 的一阶线性非齐次方程,若按照惯性思维,仍然视 x 为自变量,则难于展开计算.

知识点:一阶线性非齐次方程、齐次方程.

要点:识别方程的类型并找到相应的解法.

点评:本题也可变形为 $\dfrac{\mathrm{d}y}{\mathrm{d}x} = \dfrac{\frac{y}{x}}{1 - \frac{y}{x}}$,也是齐次方程,但求解过程稍复杂.

知识点:变上限积分函数和微分方程的综合运用.

要点:变上限积分函数求导后转化为微分方程的问题.

点评:本题中,求出 $y = f(x)$ 的通解后,问题并没有彻底解决,如何进一步求出通解中任意常数的关键是注意到初始条件隐含在题目所给的等式中.

例 4.6　求微分方程 $y'' = y' + x$ 的通解.

解　该方程为 $y'' = f(x, y')$ 型二阶微分方程,令 $y' = p(x)$,则 $y'' = \dfrac{\mathrm{d}p}{\mathrm{d}x}$,原方程变为

$$\frac{\mathrm{d}p}{\mathrm{d}x} - p = x ,$$

这是一阶线性非齐次方程,由公式法得

$$p = e^{-\int(-1)\mathrm{d}x}\left(\int x e^{\int(-1)\mathrm{d}x}\mathrm{d}x + C_1\right)$$

$$= C_1 e^x - x - 1 ,$$

即

$$\frac{\mathrm{d}y}{\mathrm{d}x} = C_1 e^x - x - 1 ,$$

两边积分得 $\quad y = C_1 e^x - \dfrac{1}{2}x^2 - x + C_2 ,$

所以原方程的通解为 $y = C_1 e^x - \dfrac{1}{2}x^2 - x + C_2 .$

> **知识点:** $y'' = f(x, y')$ 型二阶微分方程.
> **要点:** 方程右端不显含变量 y ,利用变量代换 $y' = p(x)$ 将原方程降阶为关于 p, x 的一阶方程.

例 4.7　求微分方程 $yy'' + y' = y'^2$ 的通解.

解　该方程为 $y'' = f(y, y')$ 型二阶微分方程,令 $y' = p(y)$,则 $y'' = p\dfrac{\mathrm{d}p}{\mathrm{d}y}$,原方程变为

$$yp\frac{\mathrm{d}p}{\mathrm{d}y} + p = p^2 ,$$

分离变量得 $\quad \dfrac{\mathrm{d}p}{p-1} = \dfrac{\mathrm{d}y}{y} ,$

两边积分得 $\quad \ln(p-1) = \ln y + \ln C_1 ,$

化简得 $\quad p = C_1 y + 1 ,$

即 $\quad \dfrac{\mathrm{d}y}{\mathrm{d}x} = C_1 y + 1 ,$

分离变量得 $\quad \dfrac{\mathrm{d}y}{C_1 y + 1} = \mathrm{d}x ,$

两边积分得 $\quad \ln(C_1 y + 1) = C_1 x + C_2 ,$

所以原方程的通解为 $\ln(C_1 y + 1) = C_1 x + C_2 .$

> **知识点:** $y'' = f(y, y')$ 型二阶微分方程.
> **要点:** 方程右端不显含变量 x ,利用变量代换 $y' = p(y)$ 将原方程降阶为关于 p, y 的一阶方程,注意此时 $y'' = p\dfrac{\mathrm{d}p}{\mathrm{d}y} .$

例 4.8　口服药片的疗效研究中,需要了解药片的溶解浓度,溶解浓度 C 是时间 t 的函数,记为 $C = C(t)$.由实验可知,微溶药(如阿司匹林)在时刻 t 的溶解速度与药片的表面积 A 及浓度差 $C_s - C$ 的乘积成正比(C_s 是药溶液的饱和浓度;把药片嵌在管内,仅一表

> **知识点:** 实际问题建立微分方程.
> **要点:** 根据题意,微溶药在时刻 t 的溶解速度与药片的表

面与溶液接触，C_s 与 A 都是不变的常量)，求药片的溶液浓度.

解　由题意有

$$\frac{\mathrm{d}C}{\mathrm{d}t} = kA(C_s - C)，$$

$$\frac{\mathrm{d}C}{C_s - C} = kA\,\mathrm{d}t，$$

解此微分方程得

$$-\ln(C_s - C) = kAt - \ln C_1，$$

从而有

$$C_s - C = C_1 e^{-kAt}，$$

由 $t = 0$ 时，$C = 0$，得 $C_1 = C_s$，因此

$$C(t) = C_s - C_s e^{-kAt} = C_s(1 - e^{-kAt})．$$

面积 A 及浓度差 $C_s - C$ 的乘积成正比，则可建立微分方程.

五、教材习题全解

习题 $4-1$

1. 下列等式中哪些是微分方程？

(1) $2y'' + 4y' = 3x$；

(2) $\dfrac{\mathrm{d}y}{\mathrm{d}x} + 2xy = 0$；

(3) $y^2 + 5y - 4 = 0$；

(4) $y\mathrm{d}y - (x + 1)\mathrm{d}x = 0$．

解　判断等式是否是微分方程主要看等式中是否含有未知函数的导数，因此，(3)不是微分方程，(1)(2)(4)都是微分方程.

2. 指出下列微分方程的阶数.

(1) $x(y')^2 - 2yy' + x = 0$；

(2) $x^2 y'' - xy' + y = 0$；

(3) $y''' - 4y'' + yy' = x$；

(4) $\dfrac{\mathrm{d}^4 y}{\mathrm{d}x^4} = e^x \dfrac{\mathrm{d}^2 y}{\mathrm{d}x^2} - 6y$．

解　判断微分方程的阶数主要看未知函数的最高阶导数的阶数，因此，微分方程(1)是一阶，方程(2)是二阶，方程(3)是三阶，方程(4)是 4 阶.

3. 判别下列函数是否是微分方程 $y' + 4xy = 0$ 的解，并指出是通解还是特解.

(1) $y = Ce^{2x}$；

(2) $y = Ce^{-2x^2}$；

(3) $y = 2x^2$；

(4) $y = -5e^{-2x^2}$．

解　(2)是方程的通解，(4)是方程的一个特解，(1)、(3)不是方程的解.

4. 求下列微分方程满足所给初始条件的特解.

(1) $\dfrac{\mathrm{d}y}{\mathrm{d}x} = 6$，$x = 1$ 时，$y = 2$；

解 $y = \int 6\mathrm{d}x = 6x + C$,将初始条件代入得 $C = -4$,所以方程满足初始条件的特解为 $y = 6x - 4$.

(2) $\dfrac{\mathrm{d}y}{\mathrm{d}x} = \cos x$, $x = \dfrac{\pi}{6}$ 时, $y = -1$;

解 $y = \int \cos x\mathrm{d}x = \sin x + C$,将初始条件代入得 $C = -\dfrac{3}{2}$,所以方程满足初始条件的特解为 $y = \sin x - \dfrac{3}{2}$.

习题 $4-2$

1. 求下列微分方程的通解或特解.

(1) $y\ln y\mathrm{d}x + x\ln x\mathrm{d}y = 0$;

解 方程变形为　　　　　　　　$y\ln y\mathrm{d}x = -x\ln x\mathrm{d}y$,

分离变量得　　　　　　　　　$-\dfrac{\mathrm{d}x}{x\ln x} = \dfrac{\mathrm{d}y}{y\ln y}$,

两边积分得　　　　　　　　$-\ln\ln x = \ln\ln y - \ln C$,

则原方程通解为　　　　　　　$\ln x \cdot \ln y = C$.

(2) $e^x\mathrm{d}x = \mathrm{d}x + \sin 2y\mathrm{d}y$;

解 分离变量得　　　　　$\sin 2y\mathrm{d}y = (e^x - 1)\mathrm{d}x$,

两边积分得　　　　　$-\dfrac{1}{2}\cos 2y = e^x - x + C$,

则原方程通解为　　　　　$x - e^x - \dfrac{1}{2}\cos 2y = C$.

(3) $\sin x\cos y\mathrm{d}x - \cos x\sin y\mathrm{d}y = 0$;

解 方程变形为　　　　$\sin x\cos y\mathrm{d}x = \cos x\sin y\mathrm{d}y$,

即　　　　　　　　　　　$\tan x\mathrm{d}x = \tan y\mathrm{d}y$,

两边积分得　　　　　$-\ln\cos x = -\ln\cos y + \ln C$,

则原方程通解为　　　　　$\cos y = C\cos x$.

(4) $\dfrac{\mathrm{d}y}{\mathrm{d}x} - \dfrac{\sqrt{1-y^2}}{1+x^2} = 0$;

解 分离变量得　　　　　$\dfrac{\mathrm{d}y}{\sqrt{1-y^2}} = \dfrac{\mathrm{d}x}{1+x^2}$,

两边积分得　　　　　$\arcsin y = \arctan x + C$,

则原方程通解为　　　　　$\arcsin y - \arctan x = C$.

(5) $2xy\mathrm{d}x + (1+x^2)\mathrm{d}y = 0$, $x = 1$ 时, $y = 3$;

解 分离变量得　　　　　$\dfrac{2x}{1+x^2}\mathrm{d}x = -\dfrac{1}{y}\mathrm{d}y$,

两边积分得 $$\ln(1+x^2)=-\ln y+\ln C,$$

则原方程通解为 $$1+x^2=\frac{C}{y},$$

当 $x=1$ 时，$y=3$，则有 $C=6$，因此，原方程的特解为 $y(1+x^2)=6$.

（6）$x\dfrac{\mathrm{d}y}{\mathrm{d}x}=y\ln\dfrac{y}{x}$；

解　方程变形为 $\dfrac{\mathrm{d}y}{\mathrm{d}x}=\dfrac{y}{x}\ln\dfrac{y}{x}$，这是齐次方程，令 $u=\dfrac{y}{x}$，则 $y=ux$，

$\dfrac{\mathrm{d}y}{\mathrm{d}x}=u+x\dfrac{\mathrm{d}u}{\mathrm{d}x}$，则 $u+x\dfrac{\mathrm{d}u}{\mathrm{d}x}=u\ln u$，分离变量得 $\dfrac{\mathrm{d}u}{u(\ln u-1)}=\dfrac{1}{x}\mathrm{d}x$，

两边积分得 $ln(\ln u-1)=\ln x+\ln C$，则 $\ln u-1=Cx$，将 $u=\dfrac{y}{x}$ 代入得原方程通解为

$y=xe^{Cx+1}$.

（7）$(x^2+y^2)\mathrm{d}x-xy\mathrm{d}y=0$.

解　方程变形为 $\dfrac{\mathrm{d}y}{\mathrm{d}x}=\dfrac{x^2+y^2}{xy}=\dfrac{x}{y}+\dfrac{y}{x}$，这是齐次方程，令 $u=\dfrac{y}{x}$，则 $y=ux$，$\dfrac{\mathrm{d}y}{\mathrm{d}x}$

$=x\dfrac{\mathrm{d}u}{\mathrm{d}x}+u$，代入原方程有 $x\dfrac{\mathrm{d}u}{\mathrm{d}x}=\dfrac{1}{u}$，分离变量得 $u\mathrm{d}u=\dfrac{\mathrm{d}x}{x}$，两边积分得

$$\frac{1}{2}u^2=\ln x+\frac{1}{2}\ln C,$$

即 $u^2=\ln Cx^2$，将 $u=\dfrac{y}{x}$ 代入得原方程通解为 $y^2=x^2\ln Cx^2$.

2. 求下列微分方程的通解或特解.

（1）$\dfrac{\mathrm{d}y}{\mathrm{d}x}-\dfrac{y}{x}=x^2$；

解　这是以 x 为自变量，关于 y 的一阶线性微分方程. 其中 $P(x)=-\dfrac{1}{x}$，$Q(x)=$

x^2，直接由公式可得方程的通解为

$$y=e^{-\int(-\frac{1}{x})\mathrm{d}x}\left(\int x^2e^{\int(-\frac{1}{x})\mathrm{d}x}\mathrm{d}x+C\right)=\frac{1}{2}x^3+Cx.$$

（2）$\dfrac{\mathrm{d}y}{\mathrm{d}x}+y=e^{-x}$；

解　这是以 x 为自变量，关于 y 的一阶线性微分方程. 其中 $P(x)=1$，$Q(x)=e^{-x}$，直接由公式可得方程的通解为

$$y=e^{-\int\mathrm{d}x}\left(\int e^{-x}e^{\int\mathrm{d}x}\mathrm{d}x+C\right)=e^{-x}(x+C).$$

（3）$(y^2-6x)\dfrac{\mathrm{d}y}{\mathrm{d}x}+2y=0$；

解　原方程变形为 $$(y^2-6x)\frac{\mathrm{d}y}{\mathrm{d}x}=-2y,$$

$$\frac{\mathrm{d}x}{\mathrm{d}y} = -\frac{y^2 - 6x}{2y} = -\frac{1}{2}y + \frac{3}{y}x \ ,$$

这是以 y 为自变量,关于 x 的一阶线性微分方程. 其中 $P(y) = -\frac{3}{y}$, $Q(y) = -\frac{1}{2}y$,直接由公式可得通解为 $x = e^{-\int (-\frac{3}{y})\mathrm{d}y}(\int (-\frac{1}{2}y)e^{\int (-\frac{3}{y})\mathrm{d}y}\mathrm{d}y + C) = \frac{1}{2}y^2 + Cy^3$.

(4) $\frac{\mathrm{d}y}{\mathrm{d}x} + 2xy = 4x$;

解 这是以 x 为自变量,关于 y 的一阶线性微分方程. 其中 $P(x) = 2x$, $Q(x) = 4x$,直接由公式可得方程的通解为

$$y = e^{-\int 2x\mathrm{d}x}(\int 4xe^{\int 2x\mathrm{d}x}\mathrm{d}x + C) = Ce^{-x^2} + 2 \ .$$

(5) $\frac{\mathrm{d}y}{\mathrm{d}x} + 3y = 8$, $x = 0$ 时 , $y = 2$;

解 1 分离变量法

分离变量 $$\frac{\mathrm{d}y}{8 - 3y} = \mathrm{d}x \ ,$$

两边积分得 $$-\frac{1}{3}\ln(8 - 3y) = x + C_1 \ ,$$

即方程的通解为 $y = \frac{8}{3} - Ce^{-3x}(C = \frac{1}{3}e^{-3C_1})$,代入初始条件得 $C = \frac{2}{3}$,因此满足初始条件的特解为 $$y = \frac{8}{3} - \frac{2}{3}e^{-3x} \ .$$

解 2 该方程也可看成是一阶线性微分方程. 其中 $P(x) = 3$, $Q(x) = 8$,直接由公式可得方程的通解为

$$y = e^{-\int 3\mathrm{d}x}(\int 8e^{\int 3\mathrm{d}x}\mathrm{d}x + C) = Ce^{-3x} + \frac{8}{3} \ ,$$

将初始条件代入得 $C = -\frac{2}{3}$,因此满足初始条件的特解为 $y = -\frac{2}{3}e^{-3x} + \frac{8}{3}$.

(6) $\frac{\mathrm{d}y}{\mathrm{d}x} + y\cot x = 5e^{\cos x}$, $x = \frac{\pi}{2}$ 时 , $y = -4$;

解 这是一阶线性微分方程,下面分别用两种方法求解.

公式法: $P(x) = \cot x$, $Q(x) = 5e^{\cos x}$,

$$y = e^{-\int \cot x\mathrm{d}x}(\int 5e^{\cos x}e^{\int \cot x\mathrm{d}x}\mathrm{d}x + C)$$

$$= \frac{1}{\sin x}(\int 5e^{\cos x}\sin x\mathrm{d}x + C)$$

$$= \frac{1}{\sin x}(-5e^{\cos x} + C) \ ,$$

即原方程通解为 $$y \cdot \sin x = -5e^{\cos x} + C \ ,$$

当 $x = \dfrac{\pi}{2}$ 时，$y = -4$，得 $C = 1$，所以原方程特解为 $y \cdot \sin x = -5e^{\cos x} + 1$.

常数变易法：先求解对应的一阶线性齐次方程 $\dfrac{\mathrm{d}y}{\mathrm{d}x} = -y\cot x$ ，分离变量得

$\displaystyle\int \dfrac{\mathrm{d}y}{y} = -\int \cot x \mathrm{d}x$ ，两边积分得 $\ln y = -\ln \sin x + \ln C$ ，通解为 $y = C \cdot \dfrac{1}{\sin x}$.

令 $y = C(x) \cdot \dfrac{1}{\sin x}$ ，代入原方程得

$$\dfrac{\mathrm{d}C(x)}{\mathrm{d}x} \cdot \dfrac{1}{\sin x} + C(x) \cdot (-\dfrac{1}{\sin^2 x})\cos x \mathrm{d}x + C(x) \cdot \cot x = 5e^{\cos x} ,$$

化简得 $$\dfrac{\mathrm{d}C(x)}{\mathrm{d}x} = 5\sin x e^{\cos x} ,$$

积分得 $C(x) = -5e^{\cos x} + C$ ，因此原方程的通解为 $y = \dfrac{1}{\sin x}(-5e^{\cos x} + C)$.

当 $x = \dfrac{\pi}{2}$ 时，$y = -4$，得 $C = 1$，所以原方程特解为

$$y \cdot \sin x + 5e^{\cos x} = 1 .$$

（7）$(x-2)\dfrac{\mathrm{d}y}{\mathrm{d}x} = y + 2(x-2)^3$ ；

解　原方程变形为 $$\dfrac{\mathrm{d}y}{\mathrm{d}x} - \dfrac{1}{x-2}y = 2(x-2)^2 ,$$

这是一阶线性非齐次方程，其中 $P(x) = -\dfrac{1}{x-2}$ ，$Q(x) = 2(x-2)^2$ ，

直接由公式可得通解为

$$y = e^{-\int(-\frac{1}{x-2})\mathrm{d}x}\left(\int 2(x-2)^2 e^{\int(-\frac{1}{x-2})\mathrm{d}x}\mathrm{d}x + C\right) = (x-2)^3 + C(x-2) .$$

（8）$\dfrac{\mathrm{d}y}{\mathrm{d}x} - 3xy = xy^2$ ；

解 1　分离变量法

分离变量 $$\dfrac{\mathrm{d}y}{y(y+3)} = \dfrac{1}{3}\left(\dfrac{1}{y} - \dfrac{1}{y+3}\right)\mathrm{d}y = x\mathrm{d}x ,$$

两边积分得 $$\dfrac{\ln y - \ln(y+3)}{3} = \dfrac{1}{2}x^2 + C_1 ,$$

即方程的通解为 $$y = \dfrac{3}{1 - Ce^{\frac{3}{2}x^2}} - 3 \ (C = e^{3C_1}) .$$

解 2　该方程也是伯努利方程. 方程两边同除以 y^2 ，得 $y^{-2}\dfrac{\mathrm{d}y}{\mathrm{d}x} - 3xy^{-1} = x$ ，即

$$-\dfrac{\mathrm{d}y^{-1}}{\mathrm{d}x} - 3xy^{-1} = x ,$$

令 $z = y^{-1}$ ，得 $\dfrac{\mathrm{d}z}{\mathrm{d}x} + 3xz = -x$ ，这是以 x 为自变量，关于 z 的一阶线性非齐次方程，其中

$P(x) = 3x$，$Q(x) = -x$，直接由公式可得方程的通解为

$$z = e^{-\int 3x \mathrm{d}x}\left(\int (-x)e^{\int 3x \mathrm{d}x}\mathrm{d}x + C\right) = Ce^{-\frac{3}{2}x^2} - \frac{1}{3},$$

将 $z = y^{-1}$ 代入得原方程通解为 $\left(Ce^{-\frac{3}{2}x^2} - \frac{1}{3}\right)y = 1$.

(9) $\dfrac{\mathrm{d}y}{\mathrm{d}x} + y = y^2(\cos x - \sin x)$；

解 这是 $n=2$ 伯努利方程，方程两边同除以 y^2，得 $y^{-2}\dfrac{\mathrm{d}y}{\mathrm{d}x} + y^{-1} = \cos x - \sin x$，即

$$-\frac{\mathrm{d}y^{-1}}{\mathrm{d}x} + y^{-1} = \cos x - \sin x,$$

令 $z = y^{-1}$，得 $\dfrac{\mathrm{d}z}{\mathrm{d}x} - z = \sin x - \cos x$，这是以 x 为自变量，关于 z 的一阶线性非齐次方程，其中 $P(x) = -1$，$Q(x) = \sin x - \cos x$，直接由公式可得其通解为

$$z = e^{-\int (-1)\mathrm{d}x}\left(\int (\sin x - \cos x)e^{\int (-1)\mathrm{d}x}\mathrm{d}x + C\right) = Ce^x - \sin x,$$

将 $z = y^{-1}$ 代入得原方程通解为 $(Ce^x - \sin x)y = 1$.

(10) $\dfrac{\mathrm{d}y}{\mathrm{d}x} - y = xy^5$.

解 这是 $n=5$ 的伯努利方程，方程两边同除以 y^5，得 $y^{-5}\dfrac{\mathrm{d}y}{\mathrm{d}x} - y^{-4} = x$，即

$$-\frac{1}{4}\frac{\mathrm{d}y^{-4}}{\mathrm{d}x} - y^{-4} = x,$$

令 $z = y^{-4}$，得 $\dfrac{\mathrm{d}z}{\mathrm{d}x} + 4z = -4x$，这是以 x 为自变量，关于 z 的一阶线性非齐次方程，其中 $P(x) = 4$，$Q(x) = -4x$，直接由公式可得其通解为

$$z = e^{-\int 4\mathrm{d}x}\left[\int (-4x)e^{\int 4\mathrm{d}x}\mathrm{d}x + C\right] = Ce^{-4x} - x + \frac{1}{4},$$

将 $z = y^{-4}$ 代入得原方程通解为 $\left(Ce^{-4x} - x + \frac{1}{4}\right)y^4 = 1$.

3. 每毫升含 400 单位的某药物，经过 2 个月后分析其含量为 380 单位，已知药物分解的速率与它的浓度成正比，问：

(1) 3 个月后药物含量为多少？

(2) 如药物低于 300 单位无效，问何时失效？

解 设在 t 时刻每毫升含 $m(t)$ 单位药物，则有 $m(0) = 400$，$m(2) = 380$. 由题意药物分解速率与浓度成正比，设比例系数为 k，则有

$$\frac{\mathrm{d}m}{\mathrm{d}t} = -km,$$

因此可列微分方程

$$\begin{cases} \dfrac{\mathrm{d}m}{\mathrm{d}t} = -km \\ m(0) = 400 \\ m(2) = 380 \end{cases}$$

解此微分方程,得通解 $m(t) = Ce^{-kt}$. 由初始条件 $m(0) = 400$ 可得 $C = 400$,再由 $m(2) = 380$ 得 $k = 0.0256$,因此 $m(t) = 400e^{-0.0256t}$.

经过 3 个月,即 $t = 3$ 时,药物含量 $m(t) \approx 370$ 单位.

如药物低于 300 单位无效,即 $m(t) = 300$ 时,可得 $t \approx 11.2$ 个月,因此经过 11.2 个月药物无效.

4. 已知酵母的增长速率与酵母的存量成正比,求酵母存量 A 与时间 t 的关系. 如果酵母开始发酵后,经过 2h 其重量为 4g,经过 3h 其重量为 6g,试计算发酵前酵母的重量.

解　设在 t 时刻,酵母存量为 $A(t)$,则有 $A(2) = 4$、$A(3) = 6$. 由题意已知酵母增长速率与酵母的存量成正比,设比例系数为 k,则有

$$\frac{\mathrm{d}A}{\mathrm{d}t} = kA ,$$

因此可建立如下微分方程

$$\begin{cases} \dfrac{\mathrm{d}A}{\mathrm{d}t} = kA \\ A(2) = 4 \\ A(3) = 6 \end{cases}$$

解此微分方程,得通解 $A(t) = Ce^{kt}$. 由初始条件 $A(2) = 4$、$A(3) = 6$ 得 $k = \ln\dfrac{3}{2}$,$C = \dfrac{16}{9}$,因此酵母存量 A 与时间 t 的关系为

$$A(t) = \frac{16}{9}e^{\ln\frac{3}{2}t} ,$$

发酵前,即当 $t = 0$ 时,酵母的重量为 $A(0) = \dfrac{16}{9}e^{\ln\frac{3}{2}\cdot 0} = \dfrac{16}{9}$(g).

5. 设液体以 5ml/s 的速率将药物送入容积是 300ml 的器官中,且液体以相同的速率离开器官,如果进入液体中药品的浓度是 0.1g/ml,且时间 $t = 0$ 时,器官内没有药物. 试求器官内药物总量与时间 t 的关系以及 1min 时器官内药物总量.

解　设在 t 时刻,器官内药物含量为 $m(t)$,则有 $m(0) = 0$. 携带药品的液体进入器官的速率为 5ml/s,药品的浓度是 0.1g/ml,则单位时间内进入器官的药物含量为 $5 \times 0.1 = 0.5g$,液体离开器官的速率为 5ml/s,但是带走的药品浓度发生了改变,不再是 0.1g/ml. 这是因为液体进入器官后,由于器官的容积是 300ml,致使此时药品浓度应为

$\dfrac{m(t)}{300}\text{g/ml}$，因此单位时间内液体离开器官带走的药物含量为 $5\times\dfrac{m(t)}{300}=\dfrac{m}{60}\text{g}$. 进入器官和离开器官的药物改变率应为 $0.5-\dfrac{m}{60}$，这个改变率就等于器官内药物总量变化率，即

$$\frac{\mathrm{d}m}{\mathrm{d}t}=0.5-\frac{m}{60}$$

因此可建立如下微分方程

$$\begin{cases}\dfrac{\mathrm{d}m}{\mathrm{d}t}=0.5-\dfrac{m}{60}\\ m(0)=0\end{cases}$$

解此微分方程，得通解 $m(t)=30-Ce^{-\frac{t}{60}}$. 代入初始条件 $m(0)=0$ 得 $C=30$，器官内药物总量与时间 t 的关系为 $m(t)=30(1-e^{-\frac{t}{60}})$.

当 $t=60$ 时，可得 $m(60)\approx18.96$. 因此 1min 时，器官内药物含量为 18.96g.

6. 假定某种细菌的繁殖速率与现有细菌数量 $x(t)$ 成正比，$x(t)$ 是时间 $t(\text{h})$ 时的细菌数量. 如果最初有 1000 个细菌，2h 后细菌数量为原来的 3 倍，试问经过多长时间可以使细菌数量变为原来的 100 倍？

解 由题意可知 $\dfrac{\mathrm{d}x}{\mathrm{d}t}=kx$，解此微分方程得通解为 $x=Ce^{kt}$，又 $x(0)=1000$，$x(2)=3000$，将其代入通解可得 $C=1000$、$k=\dfrac{\ln3}{2}$，因此，细菌数量随时间的变化规律为 $x=1000e^{\frac{\ln3}{2}t}$，令 $x=100000$，解得 $t=\dfrac{4\ln10}{\ln3}\approx8.38$，即经过约 8.38 h 可以使细菌数量变为原来的 100 倍.

7. 某种荧光素注入病人体内之后，体内荧光素含量 M 随时间减少的速率是当时体内荧光素含量 M 的 3%，如果初始注射是 3ml，求 $M(t)$.

解 由题意可知 $\dfrac{\mathrm{d}M}{\mathrm{d}t}=-3\%M$，解此微分方程得通解为 $M=Ce^{-0.03t}$，又 $M(0)=3$，将其代入通解可得 $C=3$，因此，$M(t)=3e^{-0.03t}$.

8. 医学上持续性颅内压 p 与容积 V 的关系可用如下微分方程表示

$$\frac{\mathrm{d}p}{\mathrm{d}V}=ap(b-p),$$

其中 a,b 均为大于零的常数. 试确定 p 与 V 的函数关系.

解 这是一个可分离变量的微分方程，分离变量得 $\dfrac{\mathrm{d}p}{p(b-p)}=a\mathrm{d}V$，即 $\left(\dfrac{1}{p}+\dfrac{1}{b-p}\right)\mathrm{d}p=ab\mathrm{d}V$，两边积分得 $\ln p-\ln(b-p)=abV+\ln C$，因此，p 与 V 的函数关系为 $p=\dfrac{bCe^{abV}}{Ce^{abV}+1}$.

9. 有一种医疗手段,是把示踪染色注射到胰脏里去检查其功能. 正常的胰脏每分钟吸收掉染色的 2%,现内科医生给某人注射了 $0.3g$ 染色,$30min$ 后还剩下 $0.05g$,试问此人的胰脏是否正常,为什么?

解 设注射后 t 分钟胰脏内示踪染色的量为 $M(t)$,由题意可知,若胰脏正常则有 $\dfrac{dM}{dt} = -2\%M$,解此微分方程得其通解为 $M = Ce^{-0.02t}$,又 $M(0) = 0.3$,将其代入通解中得 $C = 0.3$,因此,$M = 0.3e^{-0.02t}$,令 $t = 30$,解得 $M = 0.3e^{-0.6} \approx 0.165$(g),与实际情况还剩下 $0.05g$ 不相符,说明此人的胰脏不正常.

10. 在呼吸过程中,CO_2 从静脉进入肺泡后被排出,在肺泡中 CO_2 的压力 $P(t)$ 符合微分方程 $\dfrac{dP}{dt} + kP = kP_1$,其中 P_1、k 为常数,当 $t = 0$ 时,$P = P_0$. 求此微分方程的解.

解 这是一个可分离变量的微分方程,分离变量得 $\dfrac{dP}{kP_1 - kP} = dt$,两边积分得 $\ln k(P_1 - P) = -kt + C_1$,即 $P = P_1 - \dfrac{Ce^{-kt}}{k}$,代入初始条件得微分方程的特解为 $P = P_1 - (P_1 - P_0)e^{-kt}$.

11. 牛顿冷却定律指出:物体的冷却速度与物体同外界的温度差成正比. 若室温为 $20℃$ 时,瓶内注入 $100℃$ 的开水,$20h$ 后瓶内的温度为 $60℃$. 求水温 T 随时间的变化规律,并计算水温为 $30℃$ 时所需要的时间.

解 设室温为 T_0,t 时刻水温为 $T(t)$,则由牛顿冷却定律可得 $\dfrac{dT}{dt} = k(T - T_0)$,$k$ 为比例系数,这是可分离变量的微分方程,其通解为 $T = T_0 + Ce^{kt}$,又由题意知 $T_0 = 20$,$T(0) = 100$,$T(20) = 60$,代入通解可解得 $C = 80$,$k = -\dfrac{\ln 2}{20}$,因此,水温 T 随时间的变化规律为 $T = 20 + 80e^{-\frac{\ln 2}{20}t}$,当 $T = 30$ 时,$30 = 20 + 80e^{-\frac{\ln 2}{20}t}$,解得 $t = 60$,即 $60h$ 后水温为 $30℃$.

习题 4—3

1. 求下列微分方程的通解.

(1) $y'' = x + \sin x$;

解 这是可降阶的 $y'' = f(x)$ 型. 连续两次积分得方程的通解为
$$y = \frac{1}{6}x^3 - \sin x + C_1 x + C_2.$$

(2) $xy'' + y' = 0$;

解 这是可降阶的 $y'' = f(x, y')$ 型. 令 $p(x) = y'$,则 $y'' = \dfrac{dp}{dx}$,代入原方程得

$$x \frac{\mathrm{d}p}{\mathrm{d}x} = -p,$$

这是可分离变量的微分方程,解之得其通解为 $p = \dfrac{C_1}{x}$,将 $p(x) = y'$ 代入得 $\dfrac{\mathrm{d}y}{\mathrm{d}x} = \dfrac{C_1}{x}$,

这也是可分离变量的微分方程,解之得其通解为 $y = C_1 \ln |x| + C_2$.

(3) $yy'' - y'^2 = 0$;

解 这是可降阶的 $y'' = f(y, y')$ 型.令 $p(y) = y'$,则 $y'' = p \dfrac{\mathrm{d}p}{\mathrm{d}y}$,代入原方程得

$$yp \frac{\mathrm{d}p}{\mathrm{d}y} = p^2,$$

这是可分离变量的微分方程,解之得其通解为 $p = C_1 y$,将 $p(y) = y'$ 代入得 $\dfrac{\mathrm{d}y}{\mathrm{d}x} = C_1 y$,

这也是可分离变量的微分方程,解之得其通解为 $y = C_2 e^{C_1 x}$.

(4) $y'' + y' - 2y = 0$;

解 这是二阶常系数齐次线性微分方程,其特征方程为 $r^2 + r - 2 = 0$,特征根 $r_1 = -2$, $r_2 = 1$ 是两个不相等的实根,因此所求通解为

$$y = C_1 e^{-2x} + C_2 e^x .$$

(5) $y'' + 6y' + 13y = 0$;

解 这是二阶常系数齐次线性微分方程,其特征方程为 $r^2 + 6r + 13 = 0$,特征根 $r_1 = -3 + 2i$, $r_2 = -3 - 2i$ 是一对共轭复根,因此所求通解为

$$y = e^{-3x}(C_1 \cos 2x + C_2 \sin 2x) .$$

(6) $4y'' - 20y' + 25y = 0$.

解 这是二阶常系数齐次线性微分方程,其特征方程为 $4r^2 - 20r + 25 = 0$,特征根 $r_{1,2} = \dfrac{5}{2}$ 是两个相等的实根,因此所求通解为

$$y = (C_1 + C_2 x) e^{\frac{5}{2}x} .$$

2.求下列微分方程满足所给初始条件的特解.

(1) $y'' - ay'^2 = 0$, $x = 0$ 时, $y = 0$, $y' = -1$;

解 这是可降阶的 $y'' = f(y, y')$ 型.令 $p(y) = y'$,则 $y'' = p' = \dfrac{\mathrm{d}p}{\mathrm{d}y} \cdot \dfrac{\mathrm{d}y}{\mathrm{d}x} = \dfrac{\mathrm{d}p}{\mathrm{d}y} p$,

代入原方程得 $p \dfrac{\mathrm{d}p}{\mathrm{d}y} - ap^2 = 0$,即 $\dfrac{\mathrm{d}p}{\mathrm{d}y} = ap$,分离变量,求得通解为 $p(y) = Ce^{ay}$.将

$p(y) = y'$ 代回得 $\dfrac{\mathrm{d}y}{\mathrm{d}x} = Ce^{ay}$,分离变量,求得其通解为 $-\dfrac{1}{a} e^{-ay} = Cx + C_2$.再将初始条

件代入通解得 $C_2 = -\dfrac{1}{a}$, $C = -1$,因此原方程满足初始条件的特解为

$$y = -\frac{1}{a} \ln(ax + 1) .$$

(2) $y'' - 4y' + 3y = 0$，$x = 0$ 时，$y = 6$，$y' = 10$；

解 这是二阶线性齐次微分方程，其特征方程为 $r^2 - 4r + 3 = 0$，特征根 $r_1 = 1$，$r_2 = 3$ 是两个不相等的实根，则原方程通解为 $y = C_1 e^x + C_2 e^{3x}$．当 $x = 0$ 时，$y = 6$，$y' = 10$，则有 $6 = C_1 + C_2$，$10 = C_1 + 3C_2$，解方程组得 $C_1 = 4$，$C_2 = 2$，因此所求特解为 $y = 4e^x + 2e^{3x}$．

（3）$y'' + 4y' + 29y = 0$，$x = 0$ 时，$y = 0$，$y' = 15$．

解 这是二阶线性齐次微分方程，其特征方程为 $r^2 + 4r + 29 = 0$，特征根 $r_{1,2} = \dfrac{-4 \pm \sqrt{16 - 4 \cdot 29}}{2} = -2 \pm 5i$ 是一对共轭复根，则原方程通解为

$$y = e^{-2x}(C_1 \cos 5x + C_2 \sin 5x).$$

当 $x = 0$ 时，$y = 0$，则有 $e^{-2 \cdot 0}(C_1 \cos 0 + C_2 \sin 0) = 0$，即 $C_1 = 0$．

$$y' = -2e^{-2x}(C_1 \cos 5x + C_2 \sin 5x) + e^{-2x}(-5C_1 \sin 5x + 5C_2 \cos 5x),$$

当 $x = 0$ 时，$y' = 15$，则有 $C_2 = 3$．因此所求特解为 $y = 3e^{-2x} \sin 5x$．

3. 一个单位质量的质点在数轴上运动，开始时质点在原点 O 处且速度为 v_0，在运动过程中，它受到一个力的作用，这个力的大小与质点到原点的距离成正比（比例系数 $k_1 > 0$）而方向与初速一致，又介质的阻力与速度成正比（比例系数 $k_2 > 0$），求反映这质点运动规律的函数.

解 设质点在 t 时刻所处的位置为 $x(t)$，则由牛顿第二运动定律可知

$$\frac{\mathrm{d}^2 x}{\mathrm{d}t^2} = k_1 x - k_2 \frac{\mathrm{d}x}{\mathrm{d}t}$$

这是一个二阶常系数线性齐次微分方程，特征方程为 $r^2 + k_2 r - k_1 = 0$，特征根 $r_{1,2} = \dfrac{-k_2 \pm \sqrt{k_2^2 + 4k_1}}{2}$ 是两个不相等的实根，因此，方程的通解为

$$x(t) = C_1 e^{\frac{-k_2 + \sqrt{k_2^2 + 4k_1}}{2}t} + C_2 e^{\frac{-k_2 - \sqrt{k_2^2 + 4k_1}}{2}t}$$

又由题意可知，$x(0) = 0$，$x'(0) = v_0$，将其代入通解得

$$\begin{cases} C_1 + C_2 = 0 \\ \dfrac{-k_2 + \sqrt{k_2^2 + 4k_1}}{2}C_1 + \dfrac{-k_2 - \sqrt{k_2^2 + 4k_1}}{2}C_2 = v_0 \end{cases}$$

解此方程组得 $C_1 = \dfrac{v_0}{\sqrt{k_2^2 + 4k_1}}$，$C_2 = -\dfrac{v_0}{\sqrt{k_2^2 + 4k_1}}$，因此，反映质点运动规律的函数为

$$x(t) = \frac{v_0}{\sqrt{k_2^2 + 4k_1}}\left(e^{\frac{-k_2 + \sqrt{k_2^2 + 4k_1}}{2}t} - e^{\frac{-k_2 - \sqrt{k_2^2 + 4k_1}}{2}t}\right).$$

第五章　多元函数微积分学

一、知识框架图

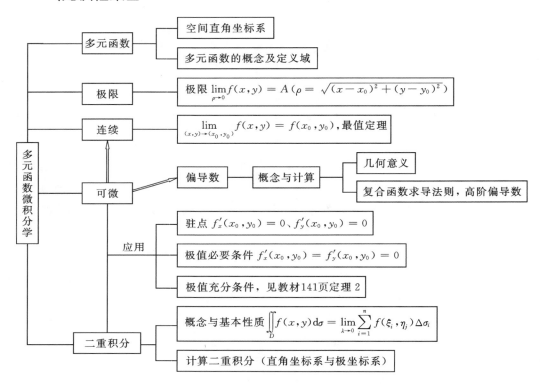

二、知识目标

1.多元函数的概念　会求二元函数的定义域;了解常见二元函数的图形.

2.二元函数的极限与连续　理解多元函数极限过程的复杂性,会简单的极限运算,会证明二元函数极限不存在的相关命题;了解二元函数连续的概念及性质.

3.偏导数　理解偏导数的概念;了解偏导数的几何意义;掌握一阶、二阶偏导数及复合函数的偏导数的求法.

4.全微分　了解全微分的概念;掌握全微分的计算.

5.极值与最值　了解二元函数的极值、最值的概念及其求法.

6.二重积分的概念与计算　理解二重积分化二次积分的思想方法;掌握直角坐标系、极坐标系下简单积分区域二重积分的计算;掌握改换积分次序的方法.

三、疑难解析

1. 多元函数的极限较一元函数的极限有何特点？

答 在一元函数中，当 $x \to x_0$ 时，是指自变量 x 沿 x 轴的正负方向趋于 x_0. 而二元函数极限定义 $(x, y) \to (x_0, y_0)$ 的过程要复杂得多，要求 (x, y) 以任意方式趋于 (x_0, y_0) 时，$f(x, y)$ 的极限存在且都等于 A. 因此，我们在证明极限不存在时，只需选择特殊的方式（或路径），如沿直线 $y = kx$、抛物线 $y = x^2$ 考查 $(x, y) \to (x_0, y_0)$ 时 $f(x, y)$ 的极限值，判断 $f(x, y)$ 的极限是否存在且都是 A.

2. 偏导数的实质意义是什么？

答 偏导数实质上是函数 $f(x, y)$ 沿 x 轴及沿 y 轴方向上的变化率. 几何上表示的是曲面 $z = f(x, y)$ 上一点 (x_0, y_0) 处沿 x 轴及 y 轴方向上的两条切线的斜率.

3. 二元函数的连续性与两个偏导数之间有何关系？

答 对于一元函数来说，可导必连续. 但对于二元函数来说，没有此结论，连续与偏导数的存在性之间没有必然的联系.

$f(x, y)$ 在点 (x_0, y_0) 处的偏导数 $f_x(x_0, y_0)$ 及 $f_y(x_0, y_0)$ 存在，只能保证 (x, y) 沿平行于坐标轴的两个方向趋于 (x_0, y_0) 时，函数 $f(x, y)$ 的极限值为 $f(x_0, y_0)$，但不能保证 (x, y) 以任意方式趋于 (x_0, y_0) 时，$f(x, y)$ 的极限为 $f(x_0, y_0)$，因此两个偏导数存在不能保证函数连续. 例如本章典型例题 5.3.

说明：为了简便，偏导数的符号 f'_x，f'_y，f''_{xx}，f''_{xy}，f''_{yy} 常简记为 f_x，f_y，f_{xx}，f_{xy}，f_{yy} 等.

4. 二重积分如何计算？

答 二重积分的计算是借助定积分的思想方法而解决的. 其核心是将二重积分化为二次积分，在化为二次积分的过程中，首先关键是画出草图，确定积分区域，其次选择积分次序，最后确定二次积分的上下限作定积分运算.

四、典型例题

例 5.1 求 $z = x^y$ 的偏导数 $\dfrac{\partial z}{\partial x}, \dfrac{\partial z}{\partial y}$.

解 把 y 看作常数，对 x 求导得 $\dfrac{\partial z}{\partial x} = yx^{y-1}$；

把 x 看作常数，对 y 求导得 $\dfrac{\partial z}{\partial y} = x^y \ln x$.

> **知识点**：二元函数的偏导数.
>
> **要点**：求一个变量的偏导数时，把另一变量当作常数.
>
> **点评**：要清楚是指数函数的求导还是幂函数的求导.

例 5.2 求 $z = x\ln(x+y)$ 的二阶偏导数.

解 $\dfrac{\partial z}{\partial x} = \ln(x+y) + \dfrac{x}{x+y}$，$\dfrac{\partial z}{\partial y} = \dfrac{x}{x+y}$，

$$\dfrac{\partial^2 z}{\partial x^2} = \dfrac{1}{x+y} + \dfrac{x+y-x}{(x+y)^2} = \dfrac{x+2y}{(x+y)^2}$$

$$\dfrac{\partial^2 z}{\partial y^2} = -\dfrac{x}{(x+y)^2}$$

$$\dfrac{\partial^2 z}{\partial x \partial y} = \dfrac{1}{x+y} - \dfrac{x}{(x+y)^2} = \dfrac{y}{(x+y)^2}$$

$$\dfrac{\partial^2 z}{\partial y \partial x} = \dfrac{x+y-x}{(x+y)^2} = \dfrac{y}{(x+y)^2}.$$

知识点: 高阶偏导数.

要点: 清楚对哪个变量求导,逐次求偏导数即可.

点评: 二阶混合偏导数在区域内连续,则 $z_{xy} = z_{yx}$.

例 5.3 设 $f(x,y) = \begin{cases} \dfrac{xy}{x^2+y^2} & x^2+y^2 \neq 0 \\ 0 & x^2+y^2 = 0 \end{cases}$，求 f 在 $(0,0)$ 处的偏导数.

解 $f_x(0,0) = \lim\limits_{\Delta x \to 0} \dfrac{f(0+\Delta x, 0) - f(0,0)}{\Delta x} = \lim\limits_{\Delta x \to 0} \dfrac{0}{\Delta x} = 0$

$f_y(0,0) = \lim\limits_{\Delta y \to 0} \dfrac{f(0,0+\Delta y) - f(0,0)}{\Delta y} = \lim\limits_{\Delta y \to 0} \dfrac{0}{\Delta y} = 0$.

但在教材 136 页例 6 中已知这个函数当 $(x,y) \to (0,0)$ 时极限不存在,$(0,0)$ 点是该函数的一个间断点.因此偏导数存在不一定连续.

知识点: 偏导数的定义.

点评: 求特殊点的偏导数时,必须用定义去求.

例 5.4 设 $f(x,y) = \arctan\dfrac{(x-1)^2}{2}\sin(y\pi) + e^{xy}\cos(y\pi)$，求 $f_x(1,1)$.

解 因为 $f(x,1) = -e^x$，$f_x(x,1) = -e^x$
所以 $f_x(1,1) = -e$.

知识点: 求偏导数.

要点: 求 $f_x(x_0,y_0)$ 时可先将 $y = y_0$ 代入 $f(x,y)$，再对 x 求导数.

例 5.5 设 $z = e^u\sin v$，而 $u = xy$，$v = x+y$，求 $\dfrac{\partial z}{\partial x}$ 和 $\dfrac{\partial z}{\partial y}$.

解 $\dfrac{\partial z}{\partial x} = \dfrac{\partial z}{\partial u} \cdot \dfrac{\partial u}{\partial x} + \dfrac{\partial z}{\partial v} \cdot \dfrac{\partial v}{\partial x}$

$\qquad = e^u\sin v \cdot y + e^u\cos v \cdot 1$

$\qquad = e^{xy}[y\sin(x+y) + \cos(x+y)]$.

$\dfrac{\partial z}{\partial y} = \dfrac{\partial z}{\partial u} \cdot \dfrac{\partial u}{\partial y} + \dfrac{\partial z}{\partial v} \cdot \dfrac{\partial v}{\partial y}$

$\qquad = e^u\sin v \cdot x + e^u\cos v \cdot 1$

$\qquad = e^{xy}[x\sin(x+y) + \cos(x+y)]$.

知识点: 二元复合函数的偏导数.

要点: 链式法则.

点评: 弄清复合函数中间变量和自变量之间的关系.

例 5.6　求函数 $f(x,y) = e^{x-y}(x^2 - 2y^2)$ 的极值.

解　(1)解方程组

$$\begin{cases} f_x(x,y) = e^{x-y}(x^2 - 2y^2) + 2xe^{x-y} = 0 \\ f_y(x,y) = -e^{x-y}(x^2 - 2y^2) - 4ye^{x-y} = 0 \end{cases}$$

得两个驻点 $(0,0),(-4,-2)$，

(2)求 $f(x,y)$ 的二阶偏导数

$$f_{xx}(x,y) = e^{x-y}(x^2 - 2y^2 + 4x + 2)$$

$$f_{xy}(x,y) = e^{x-y}(2y^2 - x^2 - 2x - 4y)$$

$$f_{yy}(x,y) = e^{x-y}(x^2 - 2y^2 + 8y - 4)，$$

(3)讨论驻点是否为极值点　在 $(0,0)$ 点处，有 $A = 2, B = 0$，$C = -4, AC - B^2 = -8 < 0$，由极值的充分条件知 $(0,0)$ 不是极值点，$f(0,0) = 0$ 不是函数的极值；

在 $(-4,-2)$ 处，有 $A = -6e^{-2}, B = 8e^{-2}, C = -12e^{-2}$，$AC - B^2 = 8e^{-4} > 0$，而 $A < 0$，由极值的充分条件知 $(-4,-2)$ 为极大值点，$f(-4,-2) = 8e^{-2}$ 是函数的极大值.

例 5.7　某工厂生产 A、B 两种产品，其销售单价分别为 $p_A = 12$ 元，$p_B = 18$ 元. 总成本 C（单位：万元）是两种产品产量 x 和 y（单位：千件）的函数

$$C(x,y) = 2x^2 + xy + 2y^2，$$

问两种产品产量为多少时，可获利润最大？最大利润是多少？

解　由题意可知收益函数为

$$R(x,y) = p_A \cdot x + p_B \cdot y = 12x + 18y$$

从而利润函数

$$\begin{aligned} L(x,y) &= R(x,y) - C(x,y) \\ &= (12x + 18y) - 2x^2 - xy - 2y^2 \end{aligned}$$

由

$$\begin{cases} L_x(x,y) = 12 - 4x - y = 0 \\ L_y(x,y) = 18 - x - 4y = 0 \end{cases}$$

解得驻点 $(2,4)$，而 $L(2,4) = 48$.

由题意知，最大利润存在，而驻点唯一，故生产 2 千件 A 产品 4 千件 B 产品时利润最大，最大利润为 48 万元.

知识点：二元函数的极值.

要点：极值的必要条件和充分条件.

点评：掌握判定极值的步骤和方法.

知识点：二元函数的最值问题.

要点：目标函数 $L(x,y)$ 的建立.

点评：在解决实际问题时，若已知函数的最值在定义域 D 内部取得并且函数在 D 内只有一个驻点，那么该驻点处的函数值即为所求的最值，无需讨论边界上的函数值.

例 5.8 改换积分 $\int_0^1 \mathrm{d}x \int_0^{1-x} f(x,y)\mathrm{d}y$ 的次序.

解 由 $0 \leqslant x \leqslant 1, 0 \leqslant y \leqslant 1-x$ 画出草图,如图 5-1,故原式

$= \int_0^1 \mathrm{d}y \int_0^{1-y} f(x,y)\mathrm{d}x$.

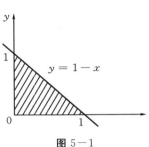

图 5-1

例 5.9 改换积分 $\int_0^1 \mathrm{d}x \int_0^{\sqrt{2x-x^2}} f(x,y)\mathrm{d}y + \int_1^2 \mathrm{d}x \int_0^{2-x} f(x,y)\mathrm{d}y$ 的次序.

解 如图 5-2,原式 $= \int_0^1 \mathrm{d}y \int_{1-\sqrt{1-y^2}}^{2-y} f(x,y)\mathrm{d}x$.

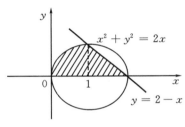

图 5-2

例 5.10 计算 $\iint\limits_D xy\mathrm{d}\sigma$,其中 D 是由抛物线 $y^2 = x$ 及直线 $y = x-2$ 所围成的区域.

解 如图 5-3

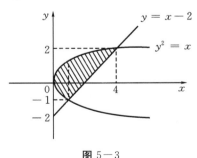

图 5-3

解 1 $D_1 : 0 \leqslant x \leqslant 1, -\sqrt{x} \leqslant y \leqslant \sqrt{x}$,

---

知识点:二重积分的计算.

要点:正确画出积分区域的图形.

知识点:二重积分的计算.

要点:画出积分区域的图形.

点评:选择不同的积分次序,计算二重积分的繁简程度也不同.

知识点:二重积分的计算.

要点:画出图形确定积分区域.

点评:选择合理的积分次序,可简化二重积分的计算.

$$D_2: 1 \leqslant x \leqslant 4, x-2 \leqslant y \leqslant \sqrt{x}, \quad D = D_1 + D_2$$

$$\iint\limits_{D} xy\,\mathrm{d}\sigma = \iint\limits_{D_1} xy\,\mathrm{d}\sigma + \iint\limits_{D_2} xy\,\mathrm{d}\sigma$$

$$= \int_0^1 \mathrm{d}x \int_{-\sqrt{x}}^{\sqrt{x}} xy\,\mathrm{d}y + \int_1^4 \mathrm{d}x \int_{x-2}^{\sqrt{x}} xy\,\mathrm{d}y = \frac{45}{8}.$$

解 2 $D: -1 \leqslant y \leqslant 2, y^2 \leqslant x \leqslant y+2$,

$$\iint\limits_{D} xy\,\mathrm{d}\sigma = \int_{-1}^2 \mathrm{d}y \int_{y^2}^{y+2} xy\,\mathrm{d}x = \frac{45}{8}.$$

例 5.11   求 $\displaystyle\iint\limits_{D} x^2 e^{-y^2}\,\mathrm{d}x\mathrm{d}y$，其中 D 是以 $(0,0),(1,1),(0,1)$ 为顶点的三角形.

知识点：二重积分的计算.

要点：选择正确的积分次序.

解   因为 $\displaystyle\int e^{-y^2}\,\mathrm{d}y$ 无法用初等函数表示，所以积分时必须考虑积分次序.

点评：不正确的积分次序可能导致积分无法求出.

如图 5—4，$\displaystyle\iint\limits_{D} x^2 e^{-y^2}\,\mathrm{d}x\mathrm{d}y = \int_0^1 \mathrm{d}y \int_0^y x^2 e^{-y^2}\,\mathrm{d}x = \int_0^1 e^{-y^2} \cdot \frac{y^3}{3}\,\mathrm{d}y$

$$= \int_0^1 e^{-y^2} \cdot \frac{y^2}{6}\,\mathrm{d}y^2 = \frac{1}{6}\left(1 - \frac{2}{e}\right).$$

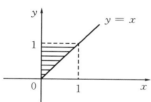

图 5—4

例 5.12   计算 $\displaystyle\iint\limits_{D} e^{x^2+y^2}\,\mathrm{d}x\mathrm{d}y$，其中 D 是由圆周 $x^2+y^2 = 4$ 所围成的闭区域.

知识点：二重积分的计算.

要点：选择极坐标.

解   如图 5—5，在极坐标系下，$D: 0 \leqslant \theta \leqslant 2\pi, 0 \leqslant \rho \leqslant 2$，有

点评：积分区域与圆或扇形有关且被积函数含 x^2+y^2 时考虑选用极坐标进行积分.

$$\iint\limits_{D} e^{x^2+y^2}\,\mathrm{d}x\mathrm{d}y = \int_0^{2\pi} \mathrm{d}\theta \int_0^2 e^{\rho^2}\rho\,\mathrm{d}\rho$$

$$= 2\pi \cdot \frac{1}{2}\int_0^2 e^{\rho^2}\,\mathrm{d}\rho^2$$

$$= \pi(e^4 - 1).$$

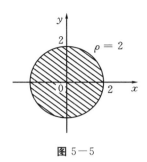

图 5－5

例 5.13   计算 $\iint\limits_{D} \dfrac{xy}{x^2+y^2}\mathrm{d}x\mathrm{d}y$，$D : y \geqslant x$ 及 $1 \leqslant x^2 + y^2 \leqslant 2$．

解   如图 5－6,在极坐标系下，$D : \dfrac{\pi}{4} \leqslant \theta \leqslant \dfrac{5\pi}{4}$，$1 \leqslant \rho \leqslant \sqrt{2}$ ，有

$$\iint\limits_{D} \frac{xy}{x^2+y^2}\mathrm{d}x\mathrm{d}y = \int_{\frac{\pi}{4}}^{\frac{5\pi}{4}}\mathrm{d}\theta \int_{1}^{\sqrt{2}} \frac{\rho\cos\theta\rho\sin\theta}{\rho^2}\rho\mathrm{d}\rho$$

$$= \frac{1}{2}\int_{\frac{\pi}{4}}^{\frac{5\pi}{4}} \sin2\theta\mathrm{d}\theta\int_{1}^{\sqrt{2}} \rho\mathrm{d}\rho$$

$$= 0 .$$

知识点:二重积分的计算.

要点:选择极坐标.

点评:积分区域与圆或扇形有关且被积函数含 $x^2 + y^2$ 时考虑选用极坐标进行积分.

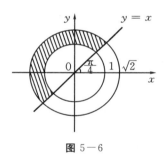

图 5－6

五、教材习题全解

习题 5－1

1. 求下列各极限.

(1) $\lim\limits_{(x,y)\to(0,1)} \dfrac{1-xy}{x^2+y^2}$;

解 $\lim\limits_{(x,y)\to(0,1)} \dfrac{1-xy}{x^2+y^2} = \dfrac{1-0}{0^2+1^2} = 1 .$

(2) $\lim\limits_{(x,y)\to(1,0)} \dfrac{\ln(x+e^y)}{\sqrt{x^2+y^2}}$;

解 $\lim\limits_{(x,y)\to(1,0)} \dfrac{\ln(x+e^y)}{\sqrt{x^2+y^2}} = \dfrac{\ln(1+e^0)}{\sqrt{1^2+0^2}} = \ln2 .$

（3）$\lim\limits_{(x,y)\to(0,0)} \dfrac{2-\sqrt{xy+4}}{xy}$;

解　$\lim\limits_{(x,y)\to(0,0)} \dfrac{2-\sqrt{xy+4}}{xy} = \lim\limits_{(x,y)\to(0,0)} \dfrac{4-(xy+4)}{xy(2+\sqrt{xy+4})}$

$$= \lim\limits_{(x,y)\to(0,0)} \dfrac{-1}{2+\sqrt{xy+4}} = -\dfrac{1}{4} .$$

（4）$\lim\limits_{(x,y)\to(2,0)} \dfrac{\sin(xy)}{y}$;

解　$\lim\limits_{(x,y)\to(2,0)} \dfrac{\sin(xy)}{y} = \lim\limits_{(x,y)\to(2,0)} \dfrac{\sin(xy)}{xy} \cdot x$

$$= \lim\limits_{xy\to0} \dfrac{\sin(xy)}{xy} \cdot \lim\limits_{(x,y)\to(2,0)} x = 1 \cdot 2 = 2 .$$

习题 5-2

1. 求下列函数的偏导数.

（1）$z = x^4 y - y^2 x^2$;

解　$\dfrac{\partial z}{\partial x} = 4x^3 y - 2xy^2$; $\dfrac{\partial z}{\partial y} = x^4 - 2x^2 y$.

（2）$z = \sin(xy) + \cos^2(xy)$;

解　$\dfrac{\partial z}{\partial x} = y\cos(xy) + 2\cos(xy) \cdot [-\sin(xy)] \cdot y = y\cos(xy) - y\sin(2xy)$,

$\dfrac{\partial z}{\partial y} = x\cos(xy) + 2\cos(xy) \cdot [-\sin(xy)] \cdot x = x\cos(xy) - x\sin(2xy)$.

（3）$z = (1+xy)^y$;

解　$\dfrac{\partial z}{\partial x} = y(1+xy)^{y-1} \cdot y = y^2(1+xy)^{y-1}$.

等式两边取对数 $\ln z = y\ln(1+xy)$,两边同时对 y 求导数得

$$\dfrac{1}{z} \dfrac{\partial z}{\partial y} = \ln(1+xy) + y \cdot \dfrac{1}{1+xy} \cdot x$$

所以 $\dfrac{\partial z}{\partial y} = (1+xy)^y \left[\ln(1+xy) + \dfrac{xy}{1+xy} \right]$.

（4）$z = x\ln(xy)$,求 $\dfrac{\partial^2 z}{\partial x \partial y}$.

解　$\dfrac{\partial z}{\partial x} = \ln(xy) + x \cdot \dfrac{1}{xy} \cdot y = \ln(xy) + 1$; $\dfrac{\partial^2 z}{\partial x \partial y} = \dfrac{1}{xy} \cdot x = \dfrac{1}{y}$.

（5）$z = \sin\dfrac{x^2}{y} \cos\dfrac{y^2}{x}$;

解　$\dfrac{\partial z}{\partial x} = \dfrac{2x}{y}\cos\dfrac{x^2}{y}\cos\dfrac{y^2}{x} + \dfrac{y^2}{x^2}\sin\dfrac{x^2}{y}\sin\dfrac{y^2}{x}$,

$$\frac{\partial z}{\partial y} = -\frac{x^2}{y^2}\cos\frac{x^2}{y}\cos\frac{y^2}{x} - \frac{2y}{x}\sin\frac{x^2}{y}\sin\frac{y^2}{x}.$$

（6）$z = \dfrac{x}{2y}e^{2x+y}$ ；

解　$\dfrac{\partial z}{\partial x} = \dfrac{1}{2y}e^{2x+y} + \dfrac{x}{2y}e^{2x+y} \cdot 2 = \dfrac{e^{2x+y}}{y}(x + \dfrac{1}{2})$ ，

$\dfrac{\partial z}{\partial y} = -\dfrac{x}{2y^2}e^{2x+y} + \dfrac{x}{2y}e^{2x+y} \cdot 1 = \dfrac{xe^{2x+y}}{2y}(1 - \dfrac{1}{y})$ ．

2. 求下列函数的二阶偏导数.

（1）$z = x^4 + y^4 - 4x^2y^2$ ；

解　$\dfrac{\partial z}{\partial x} = 4x^3 - 8xy^2$ ，$\dfrac{\partial^2 z}{\partial x^2} = 12x^2 - 8y^2$ ，$\dfrac{\partial^2 z}{\partial x\partial y} = -16xy$ ，

$\dfrac{\partial z}{\partial y} = 4y^3 - 8x^2y$ ，$\dfrac{\partial^2 z}{\partial y^2} = 12y^2 - 8x^2$ ，$\dfrac{\partial^2 z}{\partial y\partial x} = -16xy$ ．

（2）$z = \arctan\left(\dfrac{y}{x}\right)$ ；

解　$\dfrac{\partial z}{\partial x} = \dfrac{1}{1 + \left(\dfrac{y}{x}\right)^2} \cdot y\left(-\dfrac{1}{x^2}\right) = -\dfrac{y}{x^2 + y^2}$ ，

$\dfrac{\partial^2 z}{\partial x^2} = \dfrac{2xy}{(x^2 + y^2)^2}$ ，$\dfrac{\partial^2 z}{\partial x\partial y} = \dfrac{y^2 - x^2}{(x^2 + y^2)^2}$ ，

$\dfrac{\partial z}{\partial y} = \dfrac{1}{1 + \left(\dfrac{y}{x}\right)^2} \cdot \dfrac{1}{x} = \dfrac{x}{x^2 + y^2}$ ，

$\dfrac{\partial^2 z}{\partial y^2} = -\dfrac{2xy}{(x^2 + y^2)^2}$ ，$\dfrac{\partial^2 z}{\partial y\partial x} = \dfrac{y^2 - x^2}{(x^2 + y^2)^2}$ ．

（3）$z = y^x$ ．

解　$\dfrac{\partial z}{\partial x} = y^x\ln y$ ，$\dfrac{\partial z}{\partial y} = xy^{x-1}$ ，

因此，$\dfrac{\partial^2 z}{\partial x^2} = y^x(\ln y)^2$ ，$\dfrac{\partial^2 z}{\partial x\partial y} = xy^{x-1}\ln y + y^x \cdot \dfrac{1}{y} = (x\ln y + 1)y^{x-1}$ ，

$\dfrac{\partial^2 z}{\partial y^2} = x(x-1)y^{x-2}$ ，$\dfrac{\partial^2 z}{\partial y\partial x} = y^{x-1} + xy^{x-1}\ln y = (x\ln y + 1)y^{x-1}$ ．

3. 求下列多元复合函数的导数.

（1）$z = e^u\sin v$，而 $u = xy, v = x + y$，，求 $\dfrac{\partial z}{\partial x}, \dfrac{\partial z}{\partial y}$ ．

解 1

$\dfrac{\partial z}{\partial x} = \dfrac{\partial z}{\partial u} \cdot \dfrac{\partial u}{\partial x} + \dfrac{\partial z}{\partial v} \cdot \dfrac{\partial v}{\partial x} = e^u\sin v \cdot y + e^u\cos v \cdot 1 = e^{xy}\big[y\sin(x+y) + \cos(x+y)\big]$ ，

$$\frac{\partial z}{\partial y} = \frac{\partial z}{\partial u} \cdot \frac{\partial u}{\partial y} + \frac{\partial z}{\partial v} \cdot \frac{\partial v}{\partial y} = e^u \sin v \cdot x + e^u \cos v \cdot 1 = e^{xy} \left[x \sin(x+y) + \cos(x+y) \right].$$

解2　$z = e^{xy} \sin x + y$,

$$\frac{\partial z}{\partial x} = y e^{xy} \sin(x+y) + e^{xy} \cos(x+y) \cdot 1 = e^{xy} \left[y \sin(x+y) + \cos(x+y) \right],$$

$$\frac{\partial z}{\partial y} = x e^{xy} \sin(x+y) + e^{xy} \cos(x+y) \cdot 1 = e^{xy} \left[x \sin(x+y) + \cos(x+y) \right].$$

(2) $z = e^{x-2y}$，而 $x = \sin t$，$y = t^3$，求 $\dfrac{\mathrm{d}z}{\mathrm{d}t}$.

解1　$\dfrac{\mathrm{d}z}{\mathrm{d}t} = \dfrac{\partial z}{\partial x} \cdot \dfrac{\mathrm{d}x}{\mathrm{d}t} + \dfrac{\partial z}{\partial y} \cdot \dfrac{\mathrm{d}y}{\mathrm{d}t} = e^{x-2y} \cdot \cos t + (-2) e^{x-2y} \cdot 3t^2 = e^{\sin t - 2t^3} \cdot (\cos t - 6t^2)$.

解2　$z = e^{\sin t - 2t^3}$,

$$\frac{\mathrm{d}z}{\mathrm{d}t} = e^{\sin t - 2t^3} \cdot (\cos t - 6t^2).$$

4. 求下列函数的全微分.

(1) $z = xy^2 + \dfrac{x^2}{y}$；

解　$\dfrac{\partial z}{\partial x} = y^2 + \dfrac{2x}{y}$，$\dfrac{\partial z}{\partial y} = 2xy - \dfrac{x^2}{y^2}$，$\mathrm{d}z = (y^2 + \dfrac{2x}{y})\mathrm{d}x + (2xy - \dfrac{x^2}{y^2})\mathrm{d}y$.

(2) $z = e^{x+y}$；

解　$\dfrac{\partial z}{\partial x} = e^{x+y}$，$\dfrac{\partial z}{\partial y} = e^{x+y}$；$\mathrm{d}z = e^{x+y}\mathrm{d}x + e^{x+y}\mathrm{d}y$.

习题 5—3

1. 求函数 $f(x,y) = 4(x-y) - x^2 - y^2$ 的极值.

解　(1) 求驻点

由 $\begin{cases} f'_x(x,y) = 4 - 2x = 0, \\ f'_y(x,y) = -4 - 2y = 0, \end{cases}$ 得驻点为 $(2, -2)$，

(2) 求 $f(x,y)$ 的二阶偏导数

$$f''_{xx}(x,y) = -2，\quad f''_{xy}(x,y) = 0，\quad f''_{yy}(x,y) = -2，$$

(3) 讨论驻点是否为极值点

在 $(2, -2)$ 处，有 $A = -2$，$B = 0$，$C = -2$，$AC - B^2 = 4 > 0$，而 $A < 0$，由极值的充分条件知 $(2, -2)$ 为极大值点，$f(2, -2) = 8$ 是函数的极大值.

2. 求函数 $f(x,y) = \sqrt{4 - x^2 - y^2}$ 在圆域 $x^2 + y^2 \leqslant 1$ 上的最大值.

解　由 $f'_x(x,y) = -\dfrac{x}{\sqrt{4 - x^2 - y^2}} = 0$，$f'_y(x,y) = -\dfrac{y}{\sqrt{4 - x^2 - y^2}} = 0$

得驻点 $(0,0)$，求得 $f(0,0) = 2$.

函数 $f(x,y) = \sqrt{4 - x^2 - y^2}$ 在圆域边界 $x^2 + y^2 = 1$ 上的值恒等于 $\sqrt{3}$，因 $2 > \sqrt{3}$，

故函数在圆域 $x^2 + y^2 \leqslant 1$ 上的最大值为 2.

3. 已知 x 单位的某种注射剂，在注射后 t 小时的效应可按下式计算

$$f(x,t) = x^2(a - x)te^{-t} \quad (x > 0, t > 0)$$

其中 a 为一常数. 试确定 x 和 t 的值，使 y 达到最大.

解 由 $\begin{cases} f'_x(x,t) = x(2a - 3x)te^{-t} = 0, \\ f'_t(x,t) = x^2(a - x)e^{-t}(1 - t) = 0, \end{cases}$ 得唯一驻点为 $(\dfrac{2a}{3}, 1)$，因此，当

$x = \dfrac{2a}{3}, t = 1$ 时，y 取得最大值.

习题 5 - 4

1. 计算下列二重积分.

(1) $\iint\limits_{D}(x^2 + y^2)\mathrm{d}\sigma$，其中 $D = \{(x,y) \mid |x| \leqslant 1, |y| \leqslant 1\}$；

解 $\iint\limits_{D}(x^2 + y^2)\mathrm{d}\sigma = \int_{-1}^{1}\mathrm{d}x\int_{-1}^{1}(x^2 + y^2)\mathrm{d}y = \int_{-1}^{1}(2x^2 + \dfrac{2}{3})\mathrm{d}x = \dfrac{8}{3}$.

(2) $\iint\limits_{D}(3x + 2y)\mathrm{d}\sigma$，其中 D 是由两坐标轴及直线 $x + y = 2$ 所围成的区域；

解 $\iint\limits_{D}(3x + 2y)\mathrm{d}\sigma = \int_{0}^{2}\mathrm{d}x\int_{0}^{-x+2}(3x + 2y)\mathrm{d}y = \int_{0}^{2}(-2x^2 + 2x + 4)\mathrm{d}x = \dfrac{20}{3}$.

(3) $\iint\limits_{D}(x^3 + 3x^2y + y^3)\mathrm{d}\sigma$，其中 $D = \{(x,y) \mid 0 \leqslant x \leqslant 1, 0 \leqslant y \leqslant 1\}$；

解 $\iint\limits_{D}(x^3 + 3x^2y + y^3)\mathrm{d}\sigma = \int_{0}^{1}\mathrm{d}x\int_{0}^{1}(x^3 + 3x^2y + y^3)\mathrm{d}y = \int_{0}^{1}\left(x^3 + \dfrac{3}{2}x^2 + \dfrac{1}{4}\right)\mathrm{d}x = 1$.

(4) $\iint\limits_{D}x\cos(x + y)\mathrm{d}\sigma$，其中 D 是顶点分别为 $(0,0)$，$(\pi,0)$ 和 (π,π) 的三角形区域；

解 $\iint\limits_{D}x\cos(x + y)\mathrm{d}\sigma = \int_{0}^{\pi}\mathrm{d}x\int_{0}^{x}x\cos(x + y)\mathrm{d}y = \int_{0}^{\pi}x(\sin2x - \sin x)\mathrm{d}x = -\dfrac{3}{2}\pi$.

(5) $\iint\limits_{D}(x^2 + y^2 - x)\mathrm{d}\sigma$，其中 D 是由直线 $y = 2, y = x$ 及 $y = 2x$ 所围成的区域；

解 $\iint\limits_{D}(x^2 + y^2 - x)\mathrm{d}\sigma = \int_{0}^{2}\mathrm{d}y\int_{\frac{y}{2}}^{y}(x^2 + y^2 - x)\mathrm{d}x = \int_{0}^{2}(\dfrac{19}{24}y^3 - \dfrac{3}{8}y^2)\mathrm{d}y = \dfrac{13}{6}$.

(6) $\iint\limits_{D}\dfrac{x^2}{y^2}\mathrm{d}x\mathrm{d}y$，其中 D 是由直线 $x = 2, y = x$ 和曲线 $xy = 1$ 所围成的区域.

解 $\iint\limits_{D}\dfrac{x^2}{y^2}\mathrm{d}x\mathrm{d}y = \int_{1}^{2}x^2\mathrm{d}x\int_{\frac{1}{x}}^{x}\dfrac{1}{y^2}\mathrm{d}y = \int_{1}^{2}(x^3 - x)\mathrm{d}x = \dfrac{9}{4}$.

（7）$\iint\limits_D x^3 y^2 \mathrm{d}x\mathrm{d}y, D: x^2 + y^2 \leqslant 4, x \geqslant 0, y \geqslant 0.$

解 $\iint\limits_D x^3 y^2 \mathrm{d}x\mathrm{d}y = \int_0^{\frac{\pi}{2}} \mathrm{d}\theta \int_0^2 (\rho\cos\theta)^3 (\rho\sin\theta)^2 \rho\mathrm{d}\rho$

$$= \int_0^{\frac{\pi}{2}} \cos^3\theta \sin^2\theta \mathrm{d}\theta \int_0^2 \rho^6 \mathrm{d}\rho = \int_0^{\frac{\pi}{2}} (1 - \sin^2\theta) \sin^2\theta \cdot \frac{2^7}{7} \mathrm{d}\sin\theta$$

$$= \frac{2^7}{7}\left[\frac{\sin^3\theta}{3} - \frac{\sin^5\theta}{5}\right]_0^{\frac{\pi}{2}} = \frac{256}{105}.$$

（8）$\iint\limits_D \sqrt{x^2 + y^2} \mathrm{d}x\mathrm{d}y$，其中 D 为圆周 $x^2 + y^2 = 2x$ 所围成的区域.

解 圆周 $x^2 + y^2 = 2x$ 的极坐标方程为 $\rho = 2\cos\theta$，

则积分区域为 $D = \{(\rho,\theta) \mid 0 \leqslant \rho \leqslant 2\cos\theta, -\frac{\pi}{2} \leqslant \theta \leqslant \frac{\pi}{2}\}$

$$\iint\limits_D \sqrt{x^2 + y^2} \mathrm{d}x\mathrm{d}y = \int_{-\frac{\pi}{2}}^{\frac{\pi}{2}} \mathrm{d}\theta \int_0^{2\cos\theta} \rho \cdot \rho\mathrm{d}\rho = \int_{-\frac{\pi}{2}}^{\frac{\pi}{2}} (\frac{1}{3}\rho^3 \Big|_0^{2\cos\theta}) \mathrm{d}\theta = \frac{1}{3}\int_{-\frac{\pi}{2}}^{\frac{\pi}{2}} 8\cos^3\theta \mathrm{d}\theta$$

$$= \frac{16}{3}\int_0^{\frac{\pi}{2}} \cos^3\theta \mathrm{d}\theta = \frac{16}{3}\int_0^{\frac{\pi}{2}} (1 - \sin^2\theta) \mathrm{d}(\sin\theta) = \frac{32}{9}.$$

（9）$\iint\limits_D \arctan\frac{y}{x} \mathrm{d}x\mathrm{d}y$，其中 D 为圆周 $x^2 + y^2 = 4$ 和 $x^2 + y^2 = 1$ 及直线 $y = 0, y = x$ 所围成的在第一象限的区域.

解 采用极坐标系：积分区域 $D = \{(\rho,\theta) \mid 1 \leqslant \rho \leqslant 2, 0 \leqslant \theta \leqslant \frac{\pi}{4}\}$

$$\iint\limits_D \arctan\frac{y}{x} \mathrm{d}x\mathrm{d}y = \int_0^{\frac{\pi}{4}} \mathrm{d}\theta \int_1^2 \arctan\frac{\rho\sin\theta}{\rho\cos\theta} \cdot \rho\mathrm{d}\rho = \int_0^{\frac{\pi}{4}} \mathrm{d}\theta \int_1^2 \theta\rho\mathrm{d}\rho$$

$$= \int_0^{\frac{\pi}{4}} \theta\mathrm{d}\theta \int_1^2 \rho\mathrm{d}\rho = \int_0^{\frac{\pi}{4}} (\frac{1}{2}\rho^2 \mid_1^2) \mathrm{d}\theta = \int_0^{\frac{\pi}{4}} (\frac{1}{2}\theta \cdot 3) \mathrm{d}\theta = \frac{3}{4}\theta^2 \mid_0^{\frac{\pi}{4}}$$

$$= \frac{3}{4} \cdot \frac{\pi^2}{16} = \frac{3\pi^2}{64}.$$

2. 改换下列二次积分的积分次序.

（1）$\int_0^1 \mathrm{d}y \int_0^y f(x,y)\mathrm{d}x$；

解 $\int_0^1 \mathrm{d}y \int_0^y f(x,y)\mathrm{d}x = \int_0^1 \mathrm{d}x \int_x^1 f(x,y)\mathrm{d}y.$

（2）$\int_0^2 \mathrm{d}y \int_{y^2}^{2y} f(x,y)\mathrm{d}x$；

解 $\int_0^2 \mathrm{d}y \int_{y^2}^{2y} f(x,y)\mathrm{d}x = \int_0^4 \mathrm{d}x \int_{\frac{x}{2}}^{\sqrt{x}} f(x,y)\mathrm{d}y.$

（3）$\int_0^1 \mathrm{d}y \int_{-\sqrt{1-y^2}}^{\sqrt{1-y^2}} f(x,y)\mathrm{d}x$；

解 $\displaystyle\int_0^1 \mathrm{d}y \int_{-\sqrt{1-y^2}}^{\sqrt{1-y^2}} f(x,y)\mathrm{d}x = \int_{-1}^1 \mathrm{d}x \int_0^{\sqrt{1-x^2}} f(x,y)\mathrm{d}y$.

(4) $\displaystyle\int_1^2 \mathrm{d}x \int_{2-x}^{\sqrt{2x-x^2}} f(x,y)\mathrm{d}y$;

解 $\displaystyle\int_1^2 \mathrm{d}x \int_{2-x}^{\sqrt{2x-x^2}} f(x,y)\mathrm{d}y = \int_0^1 \mathrm{d}y \int_{2-y}^{1+\sqrt{1-y^2}} f(x,y)\mathrm{d}x$.

(5) $\displaystyle\int_1^e \mathrm{d}x \int_0^{\ln x} f(x,y)\mathrm{d}y$;

解 $\displaystyle\int_1^e \mathrm{d}x \int_0^{\ln x} f(x,y)\mathrm{d}y = \int_0^1 \mathrm{d}y \int_{e^y}^e f(x,y)\mathrm{d}x$.

(6) $\displaystyle\int_0^\pi \mathrm{d}x \int_{-\sin\frac{x}{2}}^{\sin x} f(x,y)\mathrm{d}y$;

解 $\displaystyle\int_0^\pi \mathrm{d}x \int_{-\sin\frac{x}{2}}^{\sin x} f(x,y)\mathrm{d}y = \int_0^1 \mathrm{d}y \int_{\arcsin y}^{\pi-\arcsin y} f(x,y)\mathrm{d}x + \int_{-1}^0 \mathrm{d}y \int_{-2\arcsin y}^{\pi} f(x,y)\mathrm{d}x$.

(7) $\displaystyle\int_0^2 \mathrm{d}x \int_0^{\frac{x^2}{2}} f(x,y)\mathrm{d}y + \int_2^{2\sqrt{2}} \mathrm{d}x \int_0^{\sqrt{8-x^2}} f(x,y)\mathrm{d}y$;

解 $\displaystyle\int_0^2 \mathrm{d}x \int_0^{\frac{x^2}{2}} f(x,y)\mathrm{d}y + \int_2^{2\sqrt{2}} \mathrm{d}x \int_0^{\sqrt{8-x^2}} f(x,y)\mathrm{d}y = \int_0^2 \mathrm{d}y \int_{\sqrt{2y}}^{\sqrt{8-y^2}} f(x,y)\mathrm{d}x$.

(8) $\displaystyle\int_0^1 \mathrm{d}y \int_0^{2y} f(x,y)\mathrm{d}x + \int_1^3 \mathrm{d}y \int_0^{3-y} f(x,y)\mathrm{d}x$;

解 $\displaystyle\int_0^1 \mathrm{d}y \int_0^{2y} f(x,y)\mathrm{d}x + \int_1^3 \mathrm{d}y \int_0^{3-y} f(x,y)\mathrm{d}x = \int_0^2 \mathrm{d}x \int_{\frac{x}{2}}^{3-x} f(x,y)\mathrm{d}y$.

第六章　概率论

一、知识框架图

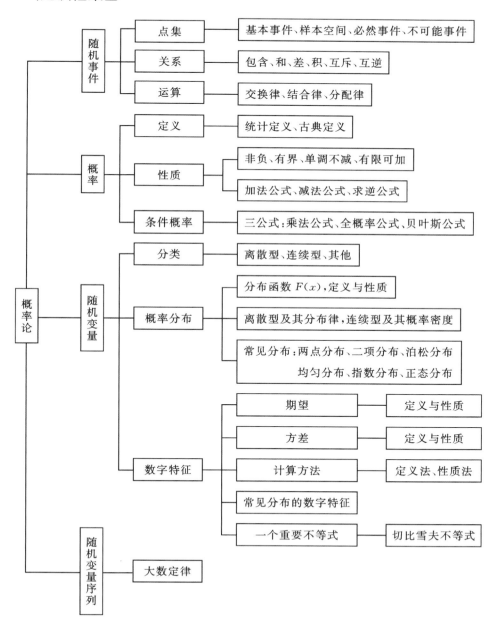

二、知识目标

1. 随机事件　掌握事件之间的关系及运算.

2. 古典概型　正确确定样本空间和事件所包含的基本事件数.

3. 概率的基本公式　会用加法公式和乘法公式计算概率;掌握条件概率、乘法公式;会用全概率公式、贝叶斯公式解决实际问题.

4. 随机变量及其概率分布　会利用二项分布计算事件的概率;利用泊松分布近似计算(查表法)事件的概率;利用正态分布计算事件的概率(查表法).

5. 随机变量的数字特征　理解数学期望及方差的概念;掌握数学期望及方差的性质和计算.

三、疑难解析

1. 对立事件与互斥事件有何联系与区别?

答　两事件互斥表明这两个事件不能同时发生,而对立要求两事件除了要具备不能同时发生的条件外,还要求两事件的和事件是必然事件(即整个样本空间). 因此,两事件对立,必定互斥,但互斥未必对立. 对立的概念只适用于两个事件,但互斥的概念适用于多个事件.

2. 先验概率与后验概率的区别和实际意义?

答　在贝叶斯公式中,已知事件 A 的概率 $P(A)$ 称为"先验概率",它是试验前根据以往经验确定的概率. 现在进行一次试验,如果与事件 A 相关的事件 B 已经发生了,则对于事件 A 的概率 $P(A)$ 应该重新估计,也即在事件 B 发生之后,来重新计算 A 发生的概率 $P(A \mid B)$,这一概率称为"后验概率".

3. 引入随机变量的意义?

答　概率统计是研究随机现象统计规律的. 为了便于用数学方法推导和计算,有必要将随机事件数量化. 随机试验的结果呈现出一种偶然性,因而描述随机事件的量也随之取不同的值. 当把随机试验的结果用变量来表示时,便得到随机变量的概念. 引入随机变量之后,我们就可以用传统数学的方法去研究随机现象,对随机事件进行定量分析.

4. 为什么要引入随机变量的分布函数?

答　对于随机变量 X,我们不仅要知道 X 取哪些值,更重要的是要知道 X 取这些值的概率,进而要知道 X 在任意区间内取值的概率. 因此,分布函数完整地描述了随机变量的统计规律.

另一方面,分布函数是一个普通的实值函数,是我们所熟悉的对象. 有了随机变量和分布函数便可在高等数学和概率统计之间搭起一座联系的桥梁,这样就可以用高等数学的方法来研究随机现象的统计规律.

5.随机变量的数学期望和方差在其研究和实际应用中有何重要意义？

答　随机变量 X 的数学期望反映 X 取值的集中位置或平均水平,方差反映 X 在数学期望附近取值的离散程度. DX 越小, X 的取值越集中. $DX = 0$,则 $P\{X = E(X)\} = 1$. 因此, EX 和 DX 反映了 X 取值的分布情况.描述变量集中趋势的统计指标还有几何均数、中位数;描述变量离散趋势的统计指标有极差、四分位数间距、变异系数等,它们有各自的适用范围.

四、典型例题

例 6.1　设 A、B、C 是 Ω 中的随机事件,试用 A、B、C 表示下列事件:

(1) A、B、C 中至少有一个发生;

(2) A、B、C 中不多于一个发生;

(3) A、B、C 都不发生.

解　(1)因为 A、B、C 中至少有一个发生就是 A、B、C 的和事件,因此可以用 $A \cup B \cup C$ 表示;

也可以这样考虑:事件 A、B、C"至少有一个发生"是事件 A、B、C"都不发生"的对立事件,因此,可表示为 $\overline{\overline{A}\,\overline{B}\,\overline{C}}$.

(2)因为 A、B、C 中不多于一个发生就是 A、B、C 中恰有一个发生或 A、B、C 都不发生,因此可以用 $A\overline{B}\,\overline{C} \cup \overline{A}B\overline{C} \cup \overline{A}\,\overline{B}C \cup \overline{A}\,\overline{B}\,\overline{C}$,或者表示为 $\overline{BC} \cup \overline{AC} \cup \overline{AB}$.

(3)可表示为 $\overline{A}\,\overline{B}\,\overline{C}$ 或 $\overline{A \cup B \cup C}$.

例 6.2　一次投掷两颗骰子,求出现的点数之和为奇数的概率.

解 1　设 $A = \{$出现点数之和为奇数$\}$,用 (i,j) 表示第一颗骰子出现 i 点,第二颗骰子出现 j 点, $i,j = 1,2,\ldots,6$.显然等概率的基本事件总数为 36, A 包含的基本事件个数为 18 ,故 $P(A) = \dfrac{1}{2}$.

解 2　若把一次试验的所有可能结果取为(奇,奇),(奇,偶),(偶,奇),(偶,偶),则它们也组成等概率样本空间,基本事件的总数为 4 , A 包含的基本事件个数为 2 ,故 $P(A) = \dfrac{1}{2}$.

解 3　若把一次试验的所有可能结果取为(点数之和为奇数),(点数之和为偶数),则也组成等概率样本空间,基本事件的总数为 2 , A 包含的基本事件个数为 1 ,故 $P(A) = \dfrac{1}{2}$.

知识点:事件间的关系与运算.

要点:将事件间的关系与运算类比为集合间的关系与运算.

点评:必须弄清楚"恰有""只有""至多""至少""都发生""都不发生""不都发生"等词的含义.

知识点:概率的古典定义.

要点:找出等概率的基本事件组成的样本空间.

点评:本题的三种解法来自对样本空间的不同构造.

注:若解 2 中将(两个奇),(一奇一偶),(两个偶)作为基本事件组成样本空间,则 $P(A) = \frac{1}{3}$. 错误的原因就是它不是等概率的,如 $P($两个奇$) = \frac{1}{4}$,而 $P($一奇一偶$) = \frac{1}{2}$.

例 6.3　对于任意两个随机事件 A 和 B,则 $P(A-B)$ 等于 _____.

> **知识点**:加法公式及其推论.
>
> **要点**:将 $A-B$ 改为 $A-AB$.

解　由于 $A-B = A-AB$,而 $AB \subset A$,根据概率加法公式的推论 2,得到

$$P(A-B) = P(A-AB) = P(A) - P(AB).$$

例 6.4　三个箱子,第一个箱子中有 3 个黑球 1 个白球,第二个箱子中有 2 个黑球 3 个白球,第三个箱子中有 3 个黑球 2 个白球. 试求:

(1)随机地取一个箱子,再从这个箱子中取出一个球,这个球为白球的概率是多少?

(2)已知取出的球是白球,此球属于第三个箱子的概率是多少?

> **知识点**:全概率公式和贝叶斯公式的应用.
>
> **要点**:字母表示事件时意思要准确.
>
> **点评**:贝叶斯公式不必死记,用乘法公式、全概率公式可推导.

解　设事件 $A = \{$取出一球为白球$\}$,$B_i = \{$取到第 i 只箱子$\}$ $i = 1,2,3$,则 $P(B_i) = \frac{1}{3}$,由全概率公式得

(1) $P(A) = \sum_{i=1}^{3} P(B_i)P(A \mid B_i) = \frac{1}{3} \times (\frac{1}{4} + \frac{3}{5} + \frac{2}{5}) = \frac{5}{12}$.

再由贝叶斯公式得

(2)　$P(B_3 \mid A) = \frac{P(B_3)P(A \mid B_3)}{P(A)} = \frac{\frac{1}{3} \times \frac{2}{5}}{\frac{5}{12}} = \frac{24}{75}$.

例 6.5　某一地区患有癌症的人占 0.005,患者对一种试验反应是阳性的概率为 0.95,正常人对这种试验反应是阳性的概率为 0.04,现抽查了一个人,试验反应是阳性,问此人是癌症患者的概率有多大?

> **知识点**:贝叶斯公式.
>
> **要点**:用数学语言正确写出已知条件.

解　设 $A = \{$试验结果是阳性$\}$,$B = \{$抽查的人患有癌症$\}$,已知 $P(B) = 0.005$,$P(\bar{B}) = 0.995$,$P(A \mid B) = 0.95$,$P(A \mid \bar{B}) = 0.04$,

由贝叶斯公式得

$$P(B \mid A) = \frac{P(B)P(A \mid B)}{P(A)}$$

$$= \frac{P(B)P(A \mid B)}{P(B)P(A \mid B) + P(\bar{B})P(A \mid \bar{B})}$$

$$= \frac{0.005 \times 0.95}{0.005 \times 0.95 + 0.995 \times 0.04}$$

$$\approx 0.107.$$

即此人是癌症患者的概率约为 0.107.

例 6.6　设母鼠一胎生 4、5、6、7 只小鼠的概率分别为 $\frac{1}{4}$、$\frac{1}{3}$、$\frac{1}{4}$、$\frac{1}{6}$,每只小鼠能安然活过哺乳期的概率为 $\frac{3}{4}$,求有 5 只小鼠活过哺乳期的概率.

知识点:分布率及二项分布的概念.

要点:将能安然活过哺乳期的小鼠数量看成是服从二项分布的随机变量.

解　令 $X =$ 母鼠一胎生下的小鼠数,则 X 的分布列如下:

X	4	5	6	7
P	$\frac{1}{4}$	$\frac{1}{3}$	$\frac{1}{4}$	$\frac{1}{6}$

令 $Y =$ "能安然活过哺乳期的小鼠数",假设每只小鼠能否安然活过哺乳期是相互独立的,则 Y 应当服从二项分布,即

$$P(Y = k \mid X = m) = C_m^k \left(\frac{3}{4}\right)^k \left(\frac{1}{4}\right)^{m-k}, \quad k = 0, 1, 2, \cdots, m.$$

显然,当 $k > m$ 时有 $P(Y = k \mid X = m) = 0$. 于是

$$P(Y = 5) = \sum_4^7 P(Y = 5 \mid X = m)P(X = m)$$

$$= \sum_5^7 P(Y = 5 \mid X = m)P(X = m)$$

$$= C_5^5 \left(\frac{3}{4}\right)^5 \left(\frac{1}{4}\right)^0 \times \frac{1}{3} + C_6^5 \left(\frac{3}{4}\right)^5 \left(\frac{1}{4}\right)^1 \times \frac{1}{4}$$

$$+ C_7^5 \left(\frac{3}{4}\right)^5 \left(\frac{1}{4}\right)^2 \times \frac{1}{6}$$

$$= 0.220001.$$

例 6.7　设某台机器生产的螺栓的长度 $X \sim N(10, 0.0025)$,规定 X 在范围 (10 ± 0.1) 厘米内为合格品,求螺栓不合格的概率.

知识点:正态分布与标准正态分布.

要点:将正态分布随机变量转化为标准正态分布,通过查表得到所求概率.

解　合格品的概率为

$$P\{10 - 0.1 \leqslant X \leqslant 10 + 0.1\} = P\left\{-2 \leqslant \frac{X - 10}{0.05} \leqslant 2\right\}$$

$$= \Phi(2) - \Phi(-2)$$

$$= 2\Phi(2) - 1$$
$$= 0.954.$$

则螺栓不合格的概率为 $1 - 0.954 = 0.046$.

例 6.8 设两个相互独立的随机变量 X 和 Y 的方差分别为 4 和 2,则随机变量 $3X - 2Y$ 的方差是_____.

解 由于 X 与 Y 相互独立,根据方差的性质知

$$D(3X - 2Y) = 9D(X) + 4D(Y) = 9 \times 4 + 4 \times 2 = 44.$$

知识点: 方差的性质.

要点: 若 X 与 Y 相互独立,则 $D(aX \pm bY) = a^2 D(X) + b^2 D(Y)$.

例 6.9 设 X 表示 10 次独立重复射击命中目标的次数,每次命中目标的概率为 0.4,求 X^2 的数学期望 $E(X^2)$.

解 由题意知,10 次独立重复射击可看作 10 次伯努利试验,则 $X \sim B(10, 0.4)$,二项分布 $B(n, p)$ 的期望为 np,方差为 $np(1 - p)$,于是有

$$E(X) = 10 \times 0.4 = 4, D(X) = 10 \times 0.4 \times 0.6 = 2.4,$$

从而

$$E(X^2) = D(X) + (EX)^2 = 2.4 + 16 = 18.4.$$

知识点: 二项分布的期望和方差.

要点: 公式 $E(X^2) = D(X) + (EX)^2$.

五、教材习题全解

习题 6-1

1. 设 A, B, C 为三个事件,用 A, B, C 的运算关系表示下列事件:

(1) A 发生,B 与 C 不发生;

(2) A, B, C 中至少有一个发生;

(3) A, B, C 都发生;

(4) A, B, C 都不发生;

(5) A, B, C 中不多于一个发生;

(6) A, B, C 中不多于二个发生.

解 (1) $A\bar{B}\bar{C}$ 或 $A - (AB + AC)$ 或 $A - (B \cup C)$.

(2) 保证 A, B, C 中有一个发生就可以了,因此可表示为 $A \cup B \cup C$.

(3) ABC.

(4) $\bar{A}\bar{B}\bar{C}$ 或表示为"至少有一个发生"的补事件,即 $\overline{A \cup B \cup C}$.

(5) 因为 A, B, C 中不多于一个发生,就是 A, B, C 中恰有一个发生或 A, B, C 都不发生,因此可用 $A\bar{B}\bar{C} \cup \bar{A}B\bar{C} \cup \bar{A}\bar{B}C \cup \bar{A}\bar{B}\bar{C}$ 表示;也可理解为"至少有两个不发生",因此也可表示为 $\bar{A}\bar{B} \cup \bar{B}\bar{C} \cup \bar{A}\bar{C}$.

(6) A, B, C 中不多于两个发生可以理解为至少有一个不发生,因此可表示为 $\bar{A} \cup \bar{B}$

$\bigcup \overline{C}$;也可理解为"三个都发生"的补事件,即 $\overline{ABC}$.

2. 从自然数 1 至 10 中任取一个数,设 A 表示事件"取得的数是偶数";B 表示事件"取得的数是奇数";C 表示事件"取得的数小于 5",试问(1) $A \bigcup B$;(2) AB;(3) $\overline{C}$;(4) $\overline{B \bigcup C}$ 分别表示什么事件?

　　解　(1) $A \bigcup B$ 表示事件"必然事件";

　　　　(2) AB 表示事件"不可能事件";

　　　　(3) $\overline{C}$ 表示事件"取得的数大于或等于 5";

　　　　(4) $\overline{B \bigcup C}$ 表示事件"取得的数是 6、8、10".

3. 选择题

(1)设 A,B,C 是三个事件,与事件 A 互斥的事件是(　　　).

A. $\overline{AB} + \overline{AC}$　　　　B. $\overline{A(B+C)}$　　　　C. $\overline{ABC}$　　　　D. $\overline{A+B+C}$

(2)抛掷两次骰子,两个点数的和不等于 8 的概率为(　　　).

A. $\dfrac{11}{12}$　　　　B. $\dfrac{31}{36}$　　　　C. $\dfrac{5}{36}$　　　　D. $\dfrac{1}{12}$

　　解　(1) A 与其互斥的事件不可能同时发生,选项 D 表示 A,B,C 都不发生,故选 D. 选项 C 表示 A,B,C 中至多有两个发生,选项 A,B 显然不正确.

　　(2)设 $A = \{$两个点数的和等于 8$\}$,则 $\overline{A} = \{$两个点数的和不等于 8$\}$. A 包含的基本事件数为 5,样本空间中等概率的基本事件总数为 36,则 $P(A) = \dfrac{5}{36}$. 则 $P(\overline{A}) = \dfrac{31}{36}$,故选 B.

　　4. 在电话号码簿中任取一个电话号码,求:

　　(1)后面四个数字全不相同的概率;

　　(2)后面四个数字中最大数字是 5 的概率.

　　解　(1)四个数字的可能取值都有 10 种,即 $0,1,2,\cdots,9$,因此样本空间包含的基本事件数为 10^4;事件"四个数字全不相同"包含的基本事件数即是从 $0,1,2,\cdots,9$ 这 10 个数中任取 4 个数的排列,因此,所求事件的概率为 $P(A) = \dfrac{A_{10}^4}{10^4} = 0.504$.

　　(2)四个数字的可能取值都有 10 种,即 $0,1,2,\cdots,9$,因此样本空间包含的基本事件数为 10^4;事件"四个数字中最大数字是 5"包含的基本事件数可由式子 $6^4 - 5^4$ 求出,其中 6^4 表示四个数字的可能取值为 $0,1,2,3,4,5$ 的情形,5^4 表示四个数字的可能取值为 $0,1,2,3,4$ 的情形(四个数字都不是 5 的情形),因此,所求事件的概率为 $P(A) = \dfrac{6^4 - 5^4}{10^4} = 0.0671$.

　　另解,"四个数字中最大数字是 5"包含的基本事件数也可按四个数字包含 5 的个数来讨论,例如,若包含 2 个 5,则 2 个 5 的位置有 C_4^2 中可能,其余 2 个位置可取 $0,1,2,3,4$ 中的任何数,即包含 2 个 5 的基本事件数有 $C_4^2 5^2$,因此,所求事件的概率为 $P(A) = $

$$\frac{C_4^1 5^3 + C_4^2 5^2 + C_4^3 5 + C_4^4}{10^4} = 0.0671.$$

习题 6－2

1. 某仓库有同样规格的产品六箱,其中三箱是甲厂生产的,两箱是乙厂生产的,另一箱是丙厂生产的,且它们的次品率依次为 1/10、1/15、1/20,现从中任取一件产品,试求取得的一件产品是正品的概率.

解 设 $A_i(i=1,2,3)$ 分别表示"所取一箱产品是甲、乙、丙厂生产".

B 表示"取得一件产品为正品",由题意

$$P(A_1) = \frac{3}{6}, \quad P(A_2) = \frac{2}{6}, \quad P(A_3) = \frac{1}{6},$$

$$P(B \mid A_1) = \frac{9}{10}, \quad P(B \mid A_2) = \frac{14}{15}, \quad P(B \mid A_3) = \frac{19}{20},$$

由全概率公式

$$P(B) = \sum_{i=1}^{3} P(A_i)P(B \mid A_i)$$

$$= \frac{3}{6} \times \frac{9}{10} + \frac{2}{6} \times \frac{14}{15} + \frac{1}{6} \times \frac{19}{20} = \frac{162+112+57}{360} = \frac{331}{360}(\approx 0.92).$$

2. 设电子设备制造厂所用的元件是由三家元件制造厂提供的.根据以往的记录有以下的数据:

元件制造厂	次品率	提供元件的份额
1	0.02	0.15
2	0.01	0.80
3	0.03	0.05

设这三家工厂的产品在仓库中是均匀混合的,且无区别的标志.

(1)在仓库中随机地取一只元件,求它是次品的概率;

(2)在仓库中随机地取一只元件,若已知取到的是次品,则该产品最有可能由哪个制造厂提供?

解 设 $A=\{$取出的原件是次品$\}$,$B_i = \{$原件取自 i 制造厂$\}$,$i=1,2,3$.

(1) $P(A) = P(B_1)P(A \mid B_1) + P(B_2)P(A \mid B_2) + P(B_3)P(A \mid B_3)$

$$= 0.15 \times 0.02 + 0.8 \times 0.01 + 0.05 \times 0.03$$

$$= 0.0125.$$

(2) $P(B_1 \mid A) = \dfrac{P(B_1 A)}{P(A)} = \dfrac{P(B_1)P(A \mid B_1)}{P(A)} = \dfrac{0.15 \times 0.02}{0.0125} = 0.24.$

同理 $P(B_2 \mid A) = 0.64$,$P(B_3 \mid A) = 0.12$.

因此,次品来自第 2 个制造厂的可能性最大.

3.共有 18 名射手,其中第一组 5 名,命中靶的概率为 0.8;第二组 7 名,命中靶的概率为 0.7;第三组 4 名,命中靶的概率为 0.6;第四组 2 名,命中靶的概率为 0.5.任意选一名射手进行一次射击,结果未能中靶,试问该射手最有可能属于哪一组.

解 设 $A_i(i=1,2,3,4)$ 表示"任选一名射手属于第 i 组",B 表示"一次射击未中靶",由题意

$$P(A_1)=\frac{5}{18}, \ P(A_2)=\frac{7}{18}, \ P(A_3)=\frac{4}{18}, \ P(A_4)=\frac{2}{18},$$

$$P(B\mid A_1)=0.2, \ P(B\mid A_2)=0.3, \ P(B\mid A_3)=0.4, \ P(B\mid A_4)=0.5,$$

由全概率公式

$$P(B)=\sum_{i=1}^{4}P(A_i)P(B\mid A_i)=\frac{5}{18}\times0.2+\frac{7}{18}\times0.3+\frac{4}{18}\times0.4+\frac{2}{18}\times0.5=\frac{57}{180},$$

由贝叶斯公式

$$P(A_1\mid B)=\frac{10}{57}, \ P(A_2\mid B)=\frac{21}{57}, \ P(A_3\mid B)=\frac{16}{57}, \ P(A_4\mid B)=\frac{10}{57}.$$

故该射手最有可能属于第二组.

4.某人下午 5:00 下班,他所积累的资料表明:

到家时间	5:35~5:39	5:40~5:44	5:45~5:49	5:50~5:54	迟于 5:54
乘地铁到家的概率	0.10	0.25	0.45	0.15	0.05
乘汽车到家的概率	0.30	0.35	0.20	0.10	0.05

某日他抛一枚硬币决定乘地铁还是乘汽车,结果他是 5:47 到家的,试求他是乘地铁回家的概率.

解 设 $A=\{$乘地铁$\}$,$B=\{$乘汽车$\}$,$C=\{5:45\sim5:49$ 到家$\}$,由题意,A 与 B 构成一个完备事件组,且已知 $P(A)=0.5$,$P(C|A)=0.45$,$P(C|B)=0.2$,$P(B)=0.5$,

由贝叶斯公式有

$$P(A\mid C)=\frac{P(C\mid A)P(A)}{P(C)}=\frac{0.5\times0.45}{P(C\mid A)P(A)+P(C\mid B)P(B)}=\frac{0.45}{0.65}=\frac{9}{13}=0.6923.$$

习题 6—3

1.一制药厂分别独立地组织两组技术人员试制不同类型的新药.若每组成功的概率都是 0.40,而当第一组成功时,每年的销售额可达 40 000 元;当第二组成功时,每年的销售额可达 60 000 元,若失败则无收入.X 表示这两种药的年销售额,求 X 的分布律.

解 以 A_i 记事件"第 i 组取得成功",$i=1,2$,则共有四种可能情况:A_1A_2、$A_1\overline{A_2}$、$\overline{A_1}A_2$、$\overline{A_1}\,\overline{A_2}$.它们分别相应与 X 的值为 100 000、40 000、60 000、和 0.因为 A_1、A_2 独

立,则有 $P(A_1) = P(A_2) = 0.4$,有

$$P(X = 100000) = P(A_1 A_2) = P(A_1)P(A_2) = 0.16.$$

$$P(X = 40000) = P(A_1 \overline{A_2}) = P(A_1)P(\overline{A_2}) = 0.24.$$

$$P(X = 60000) = P(\overline{A_1} A_2) = P(\overline{A_1})P(A_2) = 0.24.$$

$$P(X = 0) = P(\overline{A_1} \overline{A_2}) = P(\overline{A_1})P(\overline{A_2}) = 0.36.$$

于是得到 X 的分布律

X	100 000	60 000	40 000	0
P	0.16	0.24	0.24	0.36

2.设随机变量 X 的概率密度函数为 $f(x) = \dfrac{A}{e^{-x} + e^x}$,求:(1)常数 A ;(2) $P(0 < X < \dfrac{1}{2}\ln 3)$;(3)分布函数.

解 (1)由于 $\displaystyle\int_{-\infty}^{+\infty} f(x)\mathrm{d}x = 1$,因此

$$\int_{-\infty}^{+\infty} f(x)\mathrm{d}x = \int_{-\infty}^{+\infty} \frac{A}{e^{-x} + e^x}\mathrm{d}x = A\int_{-\infty}^{+\infty} \frac{e^x}{1 + e^{2x}}\mathrm{d}x = A\arctan e^x \Big|_{-\infty}^{+\infty} = \frac{\pi}{2}A = 1,$$

所以 $A = \dfrac{2}{\pi}$.

(2) $P(0 < X < \dfrac{1}{2}\ln 3) = \dfrac{2}{\pi}\displaystyle\int_0^{\frac{1}{2}\ln 3} \dfrac{\mathrm{d}x}{e^{-x} + e^x}$

$$= \frac{2}{\pi}\arctan e^x \Big|_0^{\frac{1}{2}\ln 3} = \frac{2}{\pi}\left(\frac{\pi}{3} - \frac{\pi}{4}\right) = \frac{1}{6}.$$

(3) $F(x) = \displaystyle\int_{-\infty}^x f(t)\mathrm{d}t = \dfrac{2}{\pi}\int_{-\infty}^x \dfrac{\mathrm{d}t}{e^{-t} + e^t} = \dfrac{2}{\pi}\arctan e^x$.

3.设随机变量 ξ 服从正态分布 $N(108, 9)$:(1)求 $P(101.1 < \xi < 117.6)$;(2)求常数 a ,使 $P(\xi < a) = 0.90$;(3)求常数 a ,使 $P(|\xi - a| > a) = 0.01$.

解 由正态分布的性质知, $\dfrac{\xi - 108}{3} \sim N(0, 1)$,所以

(1) $P(101.1 \leqslant \xi \leqslant 117.6) = P\left(\dfrac{101.1 - 108}{3} \leqslant \dfrac{\xi - 108}{3} \leqslant \dfrac{117.6 - 108}{3}\right)$

$$= \Phi(3.2) - \Phi(-2.3)$$

$$= \Phi(3.2) - 1 + \Phi(2.3).$$

查表可得 $\Phi(3.2) = 0.9993$, $\Phi(2.3) = 0.9893$,因此 $P(101.1 \leqslant \xi \leqslant 117.6) = 0.9886$.

(2) $P(\xi < a) = P\left(\dfrac{\xi - 108}{3} \leqslant \dfrac{a - 108}{3}\right) = \Phi\left(\dfrac{a - 108}{3}\right) = 0.90$.

查表 $\Phi(1.282) = 0.90$,故 $\dfrac{a - 108}{3} = 1.282$,因此 $a = 111.846$.

（3）$P(|\xi - a| > a) = 1 - P(|\xi - a| \leqslant a) = 0.01$，则有

$$0.99 = P(|\xi - a| \leqslant a) = P(0 \leqslant \xi \leqslant 2a).$$

$$P(0 \leqslant \xi \leqslant 2a) = P(\frac{0 - 108}{3} \leqslant \frac{\xi - 108}{3} \leqslant \frac{2a - 108}{3})$$

$$= \Phi(\frac{2a - 108}{3}) - \Phi(-36) = \Phi(\frac{2a - 108}{3}) + \Phi(36) - 1$$

$$\approx \Phi(\frac{2a - 108}{3}) = 0.99.$$

查表 $\Phi(2.33) \approx 0.99$，故 $\frac{2a - 108}{3} = 2.33$，所以 $a = 57.5$.

4. 由某机器生产的螺栓长度（cm）服从参数为 $\mu = 10.05, \sigma = 0.06$ 的正态分布. 规定螺栓长度在范围 10.05 ± 0.12 内为合格品，求任意取一螺栓为不合格的概率是多少？

解　合格品的概率为

$$P\{10.05 - 0.12 \leqslant X \leqslant 10.05 + 0.12\} = P\left\{-2 \leqslant \frac{X - 10.05}{0.06} \leqslant 2\right\}$$

$$= \Phi(2) - \Phi(-2)$$

$$= 2\Phi(2) - 1$$

$$= 0.9544.$$

则螺栓不合格的概率为 $1 - 0.9544 = 0.0456$.

5. 公共汽车车门高度是按男子与车门顶的碰头概率在 0.01 以下来设计的. 若男子身高 $X \sim N(170, 36)$，问门高度应如何确定？

解　设车门高度为 h cm，按设计要求应有 $P(X \geqslant h) \leqslant 0.01$，即 $P(X < h) \geqslant 0.99$，因 $X \sim N(170, 36)$，所以 $\frac{X - 170}{6} \sim N(0, 1)$，则有

$$P(X < h) = \Phi(\frac{h - 170}{6}) \geqslant 0.99.$$

查表得 $\Phi(2.33) = 0.9901 > 0.99$，所以 $\frac{h - 170}{6} = 2.33$，得 $h = 170 + 13.98 = 183.98$. 因此，设计车门高度为 184mm 时，可使男子与车门顶碰头概率不超过 0.01.

习题 6—4

1. 一箱产品中有 12 件正品，3 件次品，现从该箱中任取 5 件产品，以 X 表示取出的 5 件产品中的次品数，请列出 X 的分布列，并求 $E(X)$.

解　X 的可能取值为 0、1、2、3，因 $P(X = 0) = \frac{C_{12}^5}{C_{15}^5} = \frac{24}{91}$，$P(X = 1) = \frac{C_{12}^4 C_3^1}{C_{15}^5} = \frac{45}{91}$，

$P(X = 2) = \frac{C_{12}^3 C_3^2}{C_{15}^5} = \frac{20}{91}$，$P(X = 3) = \frac{C_{12}^2 C_3^3}{C_{15}^5} = \frac{2}{91}$，所以 X 的分布列为

X	0	1	2	3
P	24/91	45/91	20/91	2/91

$$E(X) = 0 \times \frac{24}{91} + 1 \times \frac{45}{91} + 2 \times \frac{20}{91} + 3 \times \frac{2}{91} = 1.$$

2. 设随机变量 X 服从指数分布，其概率密度为 $f(x) = \begin{cases} \lambda e^{-\lambda x}, & x \geqslant 0 \\ 0, & x < 0 \end{cases}$，求 $E(X)$.

解　$E(X) = \int_{-\infty}^{+\infty} x f(x)\mathrm{d}x = \int_0^{+\infty} x\lambda e^{-\lambda x}\mathrm{d}x$

$$= -\int_0^{+\infty} x\mathrm{d}e^{-\lambda x}$$

$$= -\left[xe^{-\lambda x}\right]_0^{+\infty} + \int_0^{+\infty} e^{-\lambda x}\mathrm{d}x$$

$$= 0 - \frac{1}{\lambda}\int_0^{+\infty}\mathrm{d}e^{-\lambda x}$$

$$= 0 - \frac{1}{\lambda}\left[e^{-\lambda x}\right]_0^{+\infty}$$

$$= \frac{1}{\lambda}.$$

自测题

自测题一

一、选择题（每小题 2 分，共 10 分）

1. 下列函数中当 $x \to +\infty$ 时，为无穷小量的是（　　）.

A. $\dfrac{1}{x}\sin x$　　　　　B. $e^{\frac{1}{x}}$　　　　　C. $\ln(x+1)$　　　　　D. $x\sin\dfrac{1}{x}$

2. 已知 $f(x) = e^{\frac{1}{x}}$，则 $x = 0$ 是函数的（　　）.

A. 跳跃间断点　　　　　　　　　B. 无穷间断点

C. 可去间断点　　　　　　　　　D. 其他类型间断点

3. 若 $\lim\limits_{x \to x_0} f(x) = A$（常数），则 $f(x)$ 在 x_0 处（　　）.

A. 有定义且 $f(x_0) = A$　　　　　　B. 没有定义

C. 有定义且 $f(x_0)$ 为任意数　　　　D. 不确定

4. 在下列积分中，其值为 0 的是（　　）.

A. $\displaystyle\int_{-1}^{1} \dfrac{\mathrm{d}x}{x}$　　　　　　　　　B. $\displaystyle\int_{-1}^{1} \cos 2x\,\mathrm{d}x$

C. $\displaystyle\int_{-1}^{1} x\sin x\,\mathrm{d}x$　　　　　　　D. $\displaystyle\int_{-1}^{1} \sin 2x\,\mathrm{d}x$

5. 计算定积分 $\displaystyle\int_{0}^{1} \sqrt{1-x^2}\,\mathrm{d}x = $（　　）.

A. $\dfrac{1}{2}$　　　　　　　　　　B. 1

C. $\dfrac{\pi}{2}$　　　　　　　　　　D. $\dfrac{\pi}{4}$

二、计算题（每小题 8 分，共 56 分）

1. 求极限 $\lim\limits_{x \to 0}\left(\dfrac{1}{x^2} - \dfrac{1}{x\sin x}\right)$.

2. 设有方程 $\sin y + e^x - xy^2 = 0$，求 $\dfrac{\mathrm{d}y}{\mathrm{d}x}$.

3. 设函数 $f(x)$ 可导，若 $\lim\limits_{x \to 0}\dfrac{e^{x^2} - 1 + xf(x)}{\sin x^2} = 3$，求 $f(0)$，$f'(0)$.

4. 求解方程 $y' = (1 + y^2)x^2$.

5. 已知函数 $z = \ln\sqrt{x^2 + y^2}$，求 $\dfrac{\partial z}{\partial x}$，$\dfrac{\partial^2 z}{\partial x^2}$，$\dfrac{\partial^2 z}{\partial x \partial y}$.

6.设 $f(x,y)$ 是连续函数,改换 $\int_{-2}^{0}\mathrm{d}y\int_{0}^{y+2}f(x,y)\mathrm{d}x+\int_{0}^{4}\mathrm{d}y\int_{0}^{\sqrt{4-y}}f(x,y)\mathrm{d}x$ 的积分次序.

7.计算二重积分 $\iint\limits_{D}(x^2+y^2-x)\mathrm{d}\sigma$,其中 D 是由直线 $y=2,y=x$ 及 $y=2x$ 所围成的区域.

三、(13 分) 列表讨论函数 $f(x)=\dfrac{4(x+1)}{x^2}-2$ 的单调区间、凹凸区间、极值点和拐点,并求曲线的渐近线.

四、(13 分) 设平面图形 A 由 $x^2+y^2\leqslant 2x$ 和 $y\geqslant x$ 所确定,

(1)画出草图,并求平面图形 A 的面积;

(2)求该平面图形 A 绕 y 轴旋转一周所得旋转体的体积.

五、(8 分) 证明不等式:当 $0<x<\dfrac{\pi}{2}$ 时, $\sin x+\tan x>2x$.

自测题二

一、选择题（每小题 3 分，共 15 分）

1. 设 $f(x) = \begin{cases} \sin\dfrac{1}{x}, & x > 0 \\ x\sin\dfrac{1}{x}, & x < 0 \end{cases}$，那么 $\lim\limits_{x\to 0} f(x)$ 不存在的原因是（　　）.

A. $f(0)$ 无定义

B. $\lim\limits_{x\to 0^-} f(x)$ 不存在

C. $\lim\limits_{x\to 0^+} f(x)$ 不存在

D. $\lim\limits_{x\to 0^-} f(x)$ 和 $\lim\limits_{x\to 0^+} f(x)$ 都存在但不相等

2. 当 $x \to 0$ 时，$\left(1 + \dfrac{3}{2}x^2\right)^{\frac{1}{3}} - 1$ 与 $1 - \cos x$ 是（　　）无穷小.

A. 高阶

B. 同阶非等价

C. 等价

D. 低阶

3. 设 $\Phi(x) = \displaystyle\int_{x^2}^{0} \sin t^2 \,\mathrm{d}t$，则 $\Phi'(x) = （\quad）$.

A. $-2x\sin x^4$　　　　B. $2x\sin x^2$　　　　C. $-2x\sin x^2$　　　　D. $2x\sin x^4$

4. 广义积分 $\displaystyle\int_0^{+\infty} xe^{-x^2}\,\mathrm{d}x$（　　）.

A. 发散　　　　B. 收敛于 1　　　　C. 收敛于 $\dfrac{1}{2}$　　　　D. 收敛于 $-\dfrac{1}{2}$

5. 设函数 $z = x\ln(xy)$，下列计算不正确的是（　　）.

A. $\dfrac{\partial z}{\partial x} = \ln(xy) + 1$

B. $\dfrac{\partial z}{\partial y} = \dfrac{x}{y}$

C. $\dfrac{\partial^2 z}{\partial x^2} = \dfrac{1}{x}$

D. $\dfrac{\partial^2 z}{\partial x \partial y} = -\dfrac{1}{y}$

二、计算题（6 道小题，共 42 分）

1. （7 分）求极限 $\lim\limits_{x\to 0}\left(\dfrac{1+x}{1-e^{-x}} - \dfrac{1}{x}\right)$.

2. （7 分）设函数 $y = \arctan e^{\sqrt{x}} + \sin x \ln x$，求 y'.

3. （7 分）计算根式 $\sqrt[5]{34}$ 的近似值.

4. （7 分）计算定积分 $\displaystyle\int_0^1 \ln(1+x^2)\,\mathrm{d}x$.

5. （6 分）改换下列积分次序 $\displaystyle\int_1^2 \mathrm{d}x \int_1^{x^2} f(x,y)\,\mathrm{d}y$（要求画出图形）.

6.(8 **分**)画出积分区域并计算二重积分 $\iint\limits_D (x^2 + y^2 - x)\mathrm{d}x\mathrm{d}y$,其中 D 是由 $y = x$,$y = 2x$,$x = 1$ 所围成的闭区域.

三、(13 **分**)列表讨论函数 $y = x + \dfrac{9}{x}$ 的单调区间、凹凸区间和极值点,并求曲线的渐近线.

四、(10 **分**)已知物体温度对时间的变化率正比于物体的温度差.现将 100℃ 的物体在温度保持为 20℃ 的介质中浸泡 10min 后冷却到 60℃,问此物体从 100℃ 降到 25℃ 需要经过多少时间?

五、(12 **分**)过抛物线 $y = x^2 + 1$ 上的点 $(1,2)$ 作切线,该切线与抛物线及 y 轴所围成的平面图形为 D.(1)求 D 的面积;(2)求 D 绕 x 轴旋转一周的旋转体体积.

六、(8 **分**)证明不等式:当 $x \in (0,1)$ 时,$(1-x)e^{2x} < 1 + x$.

参考答案

自测题一

一、选择题(每小题 2 分,共 10 分)

A　　B　　D　　D　　D

二、计算题(每小题 8 分,共 56 分)

1.解　$\lim\limits_{x \to 0}(\dfrac{1}{x^2} - \dfrac{1}{x\sin x}) = \lim\limits_{x \to 0}\dfrac{\sin x - x}{x^2 \sin x}$ ·············· 2 分

$= \lim\limits_{x \to 0}\dfrac{\sin x - x}{x^3}$ ·············· 4 分

$= \lim\limits_{x \to 0}\dfrac{\cos x - 1}{3x^2}$ ·············· 6 分

$= -\dfrac{1}{6}.$ ·············· 8 分

2.解　方程两边对 x 求导得

$\cos y\dfrac{\mathrm{d}y}{\mathrm{d}x} + e^x - y^2 - 2xy\dfrac{\mathrm{d}y}{\mathrm{d}x} = 0$,·············· 4 分

所以 $\dfrac{\mathrm{d}y}{\mathrm{d}x} = \dfrac{y^2 - e^x}{\cos y - 2xy}$. ·············· 8 分

3.解　$\lim\limits_{x \to 0}\dfrac{e^{x^2} - 1 + xf(x)}{\sin x^2} = \lim\limits_{x \to 0}\dfrac{e^{x^2} - 1 + xf(x)}{x^2} = \lim\limits_{x \to 0}\dfrac{e^{x^2} - 1}{x^2} + \lim\limits_{x \to 0}\dfrac{f(x)}{x}$

$= 1 + \lim\limits_{x \to 0}\dfrac{f(x)}{x} = 3$,

所以 $\lim\limits_{x \to 0}\dfrac{f(x)}{x} = 2$,·············· 4 分

由于 $f(x)$ 可导,则 $f(x)$ 连续,

故 $f(0) = \lim\limits_{x \to 0}f(x) = \lim\limits_{x \to 0}x \cdot \dfrac{f(x)}{x} = 0 \cdot 2 = 0$,·············· 6 分

$f'(0) = \lim\limits_{x \to 0}\dfrac{f(x) - f(0)}{x - 0} = \lim\limits_{x \to 0}\dfrac{f(x)}{x} = 2.$ ·············· 8 分

4.解　变量分离 $\dfrac{\mathrm{d}y}{1 + y^2} = x^2\mathrm{d}x$,·············· 3 分

两边积分 $\displaystyle\int \dfrac{\mathrm{d}y}{1 + y^2} = \int x^2\mathrm{d}x.$,·············· 6 分

得到微分方程的通解为 $\arctan y = \dfrac{x^3}{3} + C.$ ·············· 8 分

5. **解** $\dfrac{\partial z}{\partial x} = \dfrac{x}{x^2 + y^2}$. ·································· 3 分

$\dfrac{\partial^2 z}{\partial x^2} = \dfrac{y^2 - x^2}{(x^2 + y^2)^2}$. ·································· 6 分

$\dfrac{\partial^2 z}{\partial x \partial y} = \dfrac{-2xy}{(x^2 + y^2)^2}$. ·································· 8 分

6. **解** 积分区域如图 ·································· 3 分

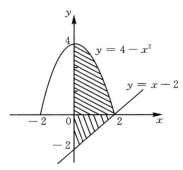

$\displaystyle\int_{-2}^{0} \mathrm{d}y \int_{0}^{y+2} f(x,y)\mathrm{d}x + \int_{0}^{4} \mathrm{d}y \int_{0}^{\sqrt{4-y}} f(x,y)\mathrm{d}x = \int_{0}^{2} \mathrm{d}x \int_{x-2}^{-x^2+4} f(x,y)\mathrm{d}y$. ·········· 8 分

7. **解** 积分区域如图

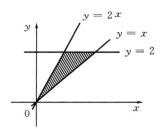

并且 $D = \{(x,y) \mid 0 \leqslant y \leqslant 2, \dfrac{1}{2}y \leqslant x \leqslant y\}$. 于是

$\displaystyle\iint\limits_{D} (x^2 + y^2 - x)\mathrm{d}\sigma = \int_{0}^{2} \mathrm{d}y \int_{\frac{y}{2}}^{y} (x^2 + y^2 - x)\mathrm{d}x$ ·································· 3 分

$\displaystyle = \int_{0}^{2} \left[\dfrac{1}{3}x^3 + y^2 x - \dfrac{1}{2}x^2\right]_{\frac{y}{2}}^{y} \mathrm{d}y$ ·································· 6 分

$\displaystyle = \int_{0}^{2} \left(\dfrac{19}{24}y^3 - \dfrac{3}{8}y^2\right)\mathrm{d}y = \dfrac{13}{6}$. ·································· 8 分

三、(13 分)

解 函数定义域 $x \neq 0$, 非奇非偶函数, 且无对称性

$f'(x) = -\dfrac{4(x+2)}{x^3}, f''(x) = \dfrac{8(x+3)}{x^4}$. ·································· 4 分

令 $f'(x) = 0$, 得到驻点 $x = -2$. 再令 $f''(x) = 0$, 得 $x = -3$. ·································· 6 分

又因为 $\lim\limits_{x \to \infty} f(x) = \lim\limits_{x \to \infty}\left[\dfrac{4(x+1)}{x^2} - 2\right] = -2$,

得水平渐近线 $y = -2$. ··· 8分

而 $\lim\limits_{x \to 0} f(x) = \lim\limits_{x \to 0}\left[\dfrac{4(x+1)}{x^2} - 2\right] = +\infty$,铅直渐近线 $x = 0$. ········ 10分

x	$(-\infty, 3)$	-3	$(-3, -2)$	-2	$(-2, 0)$	0	$(0, +\infty)$
$f'(x)$	$-$		$-$	0	$+$	不存在	$-$
$f''(x)$	$-$	0	$+$		$+$		$+$
$f(x)$	↘	拐点	↘	极值点	↗	间断点	↘

··· 13分

四、(13分)

解 如图

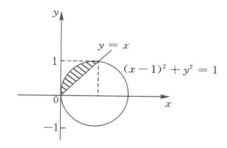

(1)**解** 1 $A = \dfrac{1}{4}\pi \cdot 1^2 - \dfrac{1}{2} \cdot 1 \cdot 1 = \dfrac{1}{4}\pi - \dfrac{1}{2}$.

解 2   选 y 为积分变量,积分区间 $[0,1]$,

$$\mathrm{d}A = \left[y - (1 - \sqrt{1 - y^2})\right]\mathrm{d}y,$$

则所求面积为 $A = \displaystyle\int_0^1 \left[y - (1 - \sqrt{1 - y^2})\right]\mathrm{d}y$ ···················· 3分

$$= \int_0^1 y\mathrm{d}y - \int_0^1 \mathrm{d}y + \int_0^1 \sqrt{1 - y^2}\,\mathrm{d}y$$

$$= \frac{1}{2}y^2\Big|_0^1 - y\Big|_0^1 + \int_0^1 \sqrt{1 - y^2}\,\mathrm{d}y \text{(单位圆的面积的四分之一)}$$

$$= -\frac{1}{2} + \frac{1}{4}\pi. \text{ ····································· 6分}$$

(2)选 y 为积分变量

$$V = \int_0^1 \pi y^2\mathrm{d}y - \int_0^1 \pi\left(1 - \sqrt{1 - y^2}\right)^2\mathrm{d}y \text{ ···················· 10分}$$

$$= \frac{1}{3}\pi - \int_0^1 \pi\left(2 - y^2 - 2\sqrt{1 - y^2}\right)\mathrm{d}y$$

$$= \frac{1}{3}\pi - \pi(2y - \frac{1}{3}y^3)\Big|_0^1 + 2\pi\int_0^1 \sqrt{1-y^2}\,dy$$

$$= \frac{1}{3}\pi - \frac{5}{3}\pi + 2\pi\int_0^1 \sqrt{1-y^2}\,dy$$

$$= -\frac{4}{3}\pi + \frac{1}{2}\pi^2$$

$$= \frac{1}{2}\pi^2 - \frac{4}{3}\pi.$$ ·· 13 分

五、(8 分) 证明 令 $f(x) = \sin x + \tan x - 2x, x \in (0, \frac{\pi}{2})$, ·············· 1 分

因为 $f'(x) = \cos x + \sec^2 x - 2$, ·· 2 分

$f''(x) = -\sin x + 2\sec^2 x\tan x = \sin x(2\sec^3 x - 1) > 0$, ·········· 4 分

所以 $f'(x)$ 在 $\left[0, \frac{\pi}{2}\right]$ 上单调递增,故当 $0 < x < \frac{\pi}{2}$ 时,$f'(x) > f'(0) = 0$,

所以 $f(x)$ 在 $\left[0, \frac{\pi}{2}\right]$ 上单调递增,故当 $0 < x < \frac{\pi}{2}$ 时,$f(x) > f(0) = 0$,

因此 $\sin x + \tan x > 2x$. ··· 8 分

自测题二

一、选择题(每小题 3 分,共 15 分)

C   C   A   C   D

二、计算题(6 道小题,共 42 分)

1. **解** $\lim\limits_{x \to 0}\left(\dfrac{1+x}{1-e^{-x}} - \dfrac{1}{x}\right) = \lim\limits_{x \to 0}\dfrac{x + x^2 - 1 + e^{-x}}{(1 - e^{-x})x}$ ·············· 1 分

$$= \lim_{x \to 0}\frac{x + x^2 - 1 + e^{-x}}{x^2}$$ ···················· 3 分

$$= \lim_{x \to 0}\frac{1 + 2x - e^{-x}}{2x}$$ ···························· 5 分

$$= \lim_{x \to 0}\frac{2 + e^{-x}}{2} = \frac{3}{2}.$$ ························· 7 分

2. **解** $y' = \dfrac{dy}{dx} = (\arctan e^{\sqrt{x}} + \ln x\sin x)'$

$$= \frac{1}{1 + e^{2\sqrt{x}}}e^{\sqrt{x}}\frac{1}{2\sqrt{x}} + \frac{1}{x}\sin x + \ln x\cos x$$ ·········· 6 分

$$= \frac{e^{\sqrt{x}}}{2\sqrt{x}(1 + e^{2\sqrt{x}})} + \frac{1}{x}\sin x + \ln x\cos x$$ ············ 7 分

3. **解**　由 $\sqrt[5]{34} = \sqrt[5]{2^5 + 2}$ 2分

$$= \sqrt[5]{2^5(1 + \frac{1}{2^4})}$$

$$= 2\sqrt[5]{(1 + \frac{1}{2^4})}$$ 3分

$$\approx 2(1 + \frac{1}{5} \times \frac{1}{2^4})$$ 6分

$$\approx 2.025 .$$ 7分

4. **解**　$\int_0^1 \ln(1 + x^2)\mathrm{d}x = x\ln(1 + x^2)\big|_0^1 - \int_0^1 x\frac{2x}{1+x^2}\mathrm{d}x$ 2分

$$= \ln2 - 2\int_0^1 \frac{x^2}{1+x^2}\mathrm{d}x$$ 4分

$$= \ln2 - 2\int_0^1 \frac{x^2+1}{1+x^2}\mathrm{d}x + 2\int_0^1 \frac{1}{1+x^2}\mathrm{d}x$$ 6分

$$= \ln2 - 2 + 2\arctan x\big|_0^1 = \ln2 - 2 + \frac{\pi}{2} .$$ 7分

5. **解**　积分区域如图 3分

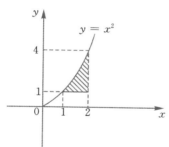

$$\int_1^2 \mathrm{d}x \int_1^{x^2} f(x,y)\mathrm{d}y = \int_1^4 \mathrm{d}y \int_{\sqrt{y}}^2 f(x,y)\mathrm{d}x .$$ 6分

6. **解**　积分区域如图 2分

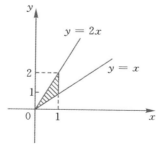

$$\iint_D (x^2 + y^2 - x)\mathrm{d}x\mathrm{d}y = \int_0^1 \mathrm{d}x \int_x^{2x} (x^2 + y^2 - x)\mathrm{d}y$$ 4分

$$= \int_0^1 (x^2 y + \frac{1}{3}y^3 - xy)\big|_x^{2x}\mathrm{d}x$$ 6分

$$= \int_0^1 (\frac{10}{3}x^3 - x^2)\mathrm{d}x = \frac{1}{2} . \quad\text{……………………………} \quad 8\text{分}$$

三、解 所给函数的定义域为 $x \neq 0$，

$$y' = 1 - \frac{9}{x^2} , \quad\text{……………………………………………………} \quad 1\text{分}$$

$$y'' = \frac{18}{x^3} , \quad\text{……………………………………………………} \quad 2\text{分}$$

令 $y' = 0$，得驻点：$x = \pm 3$. ………………………………… 3分

列表讨论如下

x	$(-\infty, -3)$	-3	$(-3,0)$	0	$(0,3)$	3	$(3,+\infty)$
y'	$+$	0	$-$		$-$	0	$+$
y''	$-$	$-$	$-$		$+$	$+$	$+$
y	$\cap$ ↗	极大值点 $(-3,-6)$	$\cap$ ↘		$\cup$ ↘	极小值点 $(3,6)$	$\cup$ ↗

综上，函数在 $(-\infty, -3)(3, +\infty)$ 上单调增加；

在 $(-3,0)$，$(0,3)$ 上单调减少，…………………………………… 5分

函数在 $(-\infty,0)$ 是凸的，在 $(0, +\infty)$ 上是凹的，………………… 7分

函数的极大值点为 $(-3, -6)$，极小值点 $(3,6)$，………………… 9分

$\lim\limits_{x \to 0} y = \infty$，得铅直渐近线 $x = 0$，…………………………… 11分

$\lim\limits_{x \to \infty} \frac{y}{x} = 1 = a$，$\lim\limits_{x \to \infty}(y - ax) = 0$，得斜渐近线 $y = x$. …………… 13分

四、解 设 t 时刻物体温度为 w，由题意有 $\dfrac{\mathrm{d}w}{\mathrm{d}t} = -k(w - 20)$，………… 2分

即 $\dfrac{\mathrm{d}w}{\mathrm{d}t} + kw = 20k$. ……………………………………………… 3分

解得 $w = e^{-\int k\mathrm{d}t}\left[\int 20ke^{\int k\mathrm{d}t}\mathrm{d}t + C\right]$ …………………………… 5分

$$= e^{-kt}\left[\int 20ke^{kt}\mathrm{d}t + C\right]$$

$$= e^{-kt}\left[20e^{kt} + C\right]$$

$$= 20 + Ce^{-kt} . \quad\text{……………………………………………} \quad 7\text{分}$$

由 $t = 0, w = 100$ 可求得 $C = 80$，由 $t = 10, w = 60$，

可求得 $k = \dfrac{1}{10}\ln 2$, ··· 8 分

当 $w = 25$ 时可求得 $t = \dfrac{10\ln 16}{\ln 2} = 40$. ·············· 10 分

五、解 $y'(1) = 2x\big|_{x=1} = 2$,

切线方程为 $y = 2x$, ··· 2 分

D 的面积为 $\displaystyle\int_0^1 \big[(x^2+1) - 2x\big]\mathrm{d}x = \dfrac{1}{3}$, ·········· 6 分

D 绕 x 轴旋转一周的旋转体体积为

$$\int_0^1 \pi(x^2+1)^2\,\mathrm{d}x - \int_0^1 \pi(2x)^2\,\mathrm{d}x = \dfrac{8}{15}\pi .$$ ·············· (12 分,结果错误扣 2 分)

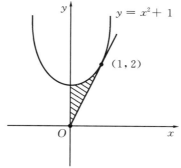

六、证明 设 $f(x) = (1-x)e^{2x} - (1+x)$, ································· 1 分

$f'(x) = (1-2x)e^{2x} - 1$, ··· 2 分

$f''(x) = -4xe^{2x}$, ·· 3 分

显然当 $0 < x < 1$ 时, $f''(x) < 0$,所以 $f'(x)$ 单调递减.

因此 $f'(x) < f'(0) = 0\,(0 < x < 1)$, ··· 5 分

说明 $f(x)$ 在区间 $[0,1]$ 上是严格单调递减的,故有

$f(x) < f(0) = 0\,(0 < x < 1)$, ··· 7 分

即 $(1-x)e^{2x} < 1+x$. ··· 8 分

参考文献

［1］赵清波,吴克坚.医用高等数学.4 版.西安:第四军医大学出版社,2021.

［2］吴克坚,徐清华,刘烁.医用高等数学学习指导.西安:第四军医大学出版社,2014.

［3］熊菲.医用高等数学学习指导.成都:四川大学出版社,2018.

［4］刘启贵,吕兴汉.医用高等数学.2 版.北京:科学出版社,2018.

［5］姚莉,罗亚玲,梁波.医用高等数学学习指导.北京:科学出版社,2018.

［6］余国松,蔡用.医用高等数学.北京:科学出版社,2017.

［7］马建忠.医用高等数学学习指导与习题全解.2 版.北京:科学出版社,2007.

［8］祝国强.医用高等数学学习指导与习题解析.北京:高等教育出版社,2006.

［9］李继成,朱晓平.高等数学:上册.2 版.北京:高等教育出版社,2021.

［10］李继成,朱晓平.高等数学:下册.2 版.北京:高等教育出版社,2021.

［11］朱健民,李建平.高等数学:上册.2 版.北京:高等教育出版社,2015.

［12］朱健民,李建平.高等数学:下册.2 版.北京:高等教育出版社,2015.

［13］陈津,陈成钢.高等数学解题指导.天津:天津大学出版社,2009.